いたみの教科書

「疼痛医学」ダイジェスト版

編集
一般財団法人 日本いたみ財団

医学書院

本書は，「疼痛医学」（田口敏彦・飯田宏樹・牛田享宏監修，2020年，医学書院）を抜粋・再構成したものである．

いたみの教科書―「疼痛医学」ダイジェスト版
発　行　2021年12月18日　第1版第1刷©
編　集　一般財団法人 日本いたみ財団
発行者　株式会社　医学書院
代表取締役　金原　俊
〒113-8719　東京都文京区本郷1-28-23
電話　03-3817-5600（社内案内）
組　版　ビーコム
印刷・製本　三美印刷

ISBN978-4-260-04906-1

執筆者一覧(執筆順)

田口敏彦　山口労災病院・院長／山口大学・名誉教授

古江秀昌　兵庫医科大学生理学神経生理部門・教授

野口光一　兵庫医科大学・学長

牛田享宏　愛知医科大学医学部学際的痛みセンター・教授

杉浦健之　名古屋市立大学病院いたみセンター長／名古屋市立大学大学院医学研究科麻酔科学・集中治療学・教授

矢吹省司　福島県立医科大学医学部整形外科学講座／疼痛医学講座・教授

富永真琴　生理学研究所細胞生理研究部門・教授

田口　徹　新潟医療福祉大学リハビリテーション学部理学療法学科・教授

池内昌彦　高知大学医学部整形外科・教授

西原真理　愛知医科大学医学部学際的痛みセンター・教授(特任)

川真田樹人　信州大学医学部麻酔蘇生学教室・教授

石田公美子　信州大学医学部麻酔蘇生学教室・助教

田中　聡　信州大学医学部麻酔蘇生学教室・准教授

井関雅子　順天堂大学医学部麻酔科学・ペインクリニック講座・教授／順天堂大学大学院医学研究科疼痛制御学・教授(併任)

二階堂琢也　福島県立医科大学医学部整形外科学講座・准教授

紺野愼一　福島県立医科大学医学部整形外科学講座・主任教授

山下敏彦　札幌医科大学医学部整形外科学講座・教授

坂井孝司　山口大学大学院医学系研究科整形外科学・教授

井上莊一郎　聖マリアンナ医科大学麻酔学・教授

辰元宗人　獨協医科大学病院医療安全推進センター・教授

平田幸一　獨協医科大学・副学長

今村佳樹　日本大学歯学部口腔診断学講座・教授

岡田明子　日本大学歯学部口腔診断学講座・准教授

川股知之　和歌山県立医科大学医学部麻酔科学教室・教授

加藤　実　日本大学医学部麻酔科学系麻酔科学分野・診療教授

竹下克志　自治医科大学医学部整形外科学講座・教授

木村嘉之　獨協医科大学医学部麻酔科学講座・准教授

山口重樹　獨協医科大学医学部麻酔科学講座・主任教授

松原貴子　神戸学院大学総合リハビリテーション学部理学療法学科・教授

城　由起子　名古屋学院大学リハビリテーション学部理学療法学科・准教授

尾張慶子　愛知医科大学医学部学際的痛みセンター・助教

大鳥精司　千葉大学大学院医学研究院整形外科学・教授

折田純久　千葉大学フロンティア医工学センター・教授

山本達郎　熊本大学病院麻酔科・教授

三浦　至　福島県立医科大学医学部神経精神医学講座・准教授

矢部博興　福島県立医科大学医学部神経精神医学講座・教授

飯田宏樹　岐阜大学大学院医学系研究科麻酔・疼痛制御学・教授

牧田　潔　愛知学院大学心身科学部心理学科・准教授

堀越　勝　国立精神・神経医療研究センター認知行動療法センター長

清水栄司　千葉大学大学院医学研究院認知行動生理学・教授

田口佳代子　千葉大学子どものこころの発達教育研究センター・特任助教

西上智彦　県立広島大学保健福祉学部理学療法学科・教授

西村行秀　岩手医科大学医学部リハビリテーション医学・教授

坪井宏幸　岩手医科大学附属病院リハビリテーション部

沖田　実　長崎大学生命医科学域(保健学系)・教授

伊藤和憲　明治国際医療大学鍼灸学部鍼灸学科・学部長

波多野貴彦　富士診療所ペインクリニック科

天谷文昌　京都府立医科大学大学院医学研究科疼痛・緩和医療学教室・教授

廣木忠直　群馬大学大学院医学系研究科麻酔神経科学・助教

三枝里江　群馬大学大学院医学系研究科麻酔神経科学・助教

齋藤　繁　群馬大学大学院医学系研究科麻酔神経科学・教授

中谷俊彦　島根大学医学部緩和ケア講座・教授

齊藤洋司　島根大学医学部麻酔科学・教授

福井　聖　滋賀医科大学医学部附属病院ペインクリニック科・病院教授

河島愛莉奈　滋賀医科大学医学部麻酔科・特任助教

西脇侑子　済生会滋賀県病院麻酔科／滋賀医科大学医学部附属病院ペインクリニック科

西田圭一郎　岡山大学大学院医歯薬学総合研究科整形外科学教室・准教授

鉄永智紀　岡山大学病院整形外科・助教

尾﨑敏文　岡山大学大学院医歯薬学総合研究科整形外科学教室・教授

寺井秀富　大阪市立大学大学院医学研究科整形外科学・准教授

中村博亮　大阪市立大学大学院医学研究科整形外科学・教授

■ 序

人から痛みによる苦しみを取り除くことは，医療分野における大きな命題の１つである．しかし，痛み症状の緩和に関しては，情報の氾濫により，科学的根拠の乏しい治療も行われており，それらを科学的目線から評価するシステムも確立されていない．さらに社会的な課題である慢性の痛みの形成や維持の背景には，患者の身体的側面のほかに，患者を取り巻く社会的あるいは心理的側面が存在している．

本書の目的は，痛みの治療にあたり，痛みの本質や痛みに対する適切な医療を知り，痛みに難渋する患者への対応を学んでもらうことである．

現在，厚生労働省の慢性疼痛診療システム普及・人材養成モデル事業において，慢性疼痛診療研修会が行われている．その際のテキスト資料として，本邦で初めての疼痛医学の教科書(『疼痛医学』)での研修を行ってきたが，最新の情報をより身近に学習してもらうことを目的に本書『いたみの教科書―「疼痛医学」ダイジェスト版』の発行に至った．

本書が痛み教育の入門書となり，多くの方に痛みについて興味をもっていただき，知識を深めていただくものとなることを願っている．また，本書によって痛みに難渋する患者の助けになる医療従事者が一人でも多くなることを願う．

制作にあたり，ご執筆いただいた第一線で疼痛の研究・教育に携わっている先生方，このダイジェスト版発行にご協力いただいた先生方に感謝申し上げる．

2021 年 12 月

一般財団法人 日本いたみ財団

目次

第Ⅰ編 総論：痛みの多元性 1

1 痛みの生物学的意義 …… 田口敏彦 2
2 侵害受容性，神経障害性，痛覚変調性疼痛の区別 …… 古江秀昌，野口光一 6
3 慢性疼痛の診断とICD-11分類 …… 牛田享宏，杉浦健之 8
　1 慢性疼痛診療に必要な医療対応システムの分類(K-S軸分類) …… 10
4 疫学 …… 矢吹省司 14
　1 厚生労働省の調査 …… 14
　2 筆者らの調査 …… 14
　3 他の慢性疼痛調査 …… 17

第Ⅱ編 基礎科学 19

1 末梢受容体と一次求心性線維の役割 …… 富永真琴 20
　1 侵害受容器 …… 20
　2 侵害受容器の構造 …… 20
　3 末梢侵害刺激受容体 …… 21
　4 TRP(transient receptor potential)チャネル …… 23
2 運動器の痛みのメカニズム …… 24
　1 筋痛 …… 田口　徹 24
　2 骨・関節痛 …… 池内昌彦 25
3 疼痛行動に関連する精神症状と社会的問題 …… 西原真理 26
　1 疼痛と関係する精神症状 …… 26
　2 疼痛行動に影響する社会的要因 …… 27

第Ⅲ編 臨床病態 29

1 急性疼痛 …… 川真田樹人，石田公美子，田中　聡 30
2 慢性疼痛 …… 35
　1 線維筋痛症(fibromyalgia；FM) …… 井関雅子 35
　2 慢性頚部痛，慢性腰痛 …… 二階堂琢也，紺野愼一 37

3 神経障害性疼痛 …… 山下敏彦 42
4 変形性関節症 …… 坂井孝司 47
5 慢性術後疼痛，慢性外傷後疼痛 …… 井上莊一郎 48
6 複合性局所疼痛症候群(complex regional pain syndrome；CRPS) …… 井上莊一郎 49
7 頭痛 …… 辰元宗人，平田幸一 52
8 顎関節症 …… 今村佳樹，岡田明子 56
9 がん関連疼痛 …… 川股知之 57

3 特定の痛みの問題 …… 61
1 子どもの痛み …… 加藤　実 61
2 高齢者の痛み …… 竹下克志 62
3 薬物などの依存と乱用 …… 木村嘉之，山口重樹 64

第IV編 痛みの評価と治療 67

1 評価 …… 68
1 痛みの多面的評価 …… 松原貴子，城由起子，尾張慶子 68
2 身体的機能評価 …… 大鳥精司，折田純久 72

2 治療 …… 76
1 薬物療法 …… 76
1) 非ステロイド性抗炎症薬，解熱薬，オピオイド …… 山本達郎 76
2) 鎮痛補助薬 …… 三浦　至，矢部博興 79
3) 多角的鎮痛法(multimodal analgesia) …… 飯田宏樹 81
2 精神療法と行動のアプローチ …… 83
1) コミュニケーションスキル …… 牧田　潔，堀越　勝 83
2) 心理療法(認知行動療法など) …… 清水栄司，田口佳代子 84
3) バイオフィードバック …… 西上智彦 86
3 リハビリテーション医学的アプローチ …… 87
1) エクササイズなどの積極的な治療と心肺機能 …… 西村行秀，坪井宏幸 87
2) ストレッチングや関節可動域運動 …… 沖田　実 89
3) 物理療法と温熱療法 …… 伊藤和憲 91
4 神経調節技術 …… 92
1) 脊髄刺激療法 …… 波多野貴彦，天谷文昌 92
2) 鍼 …… 伊藤和憲 94
3) 神経ブロック …… 廣木忠直，三枝里江，齋藤　繁 96
ⓐ 超音波ガイド下神経ブロック …… 中谷俊彦，齊藤洋司 97
ⓑ 神経破壊技術を用いた神経ブロック …… 福井　聖，河島愛莉奈，西脇侑子 97
5 外科的治療 …… 99
1) 関節外科技術 …… 西田圭一郎，鉄永智紀，尾﨑敏文 99
2) 脊椎手術 …… 寺井秀富，中村博亮 100

■ 索引 …… 103

第 I 編

総論：痛みの多元性

1 痛みの生物学的意義

痛みは万人が経験し，種々の疾患に伴って現れる臨床上最も頻度の高い愁訴であり，その生物学的意義は，個体の生存を脅かしうる危険な状況を検知し回避することである．そのために痛みの情報処理は，進化の過程で大きく変化した．痛みは単に有害情報の伝達だけにとどまらず，関連する運動制御や感覚制御はもとより，精神系，自律系，内分泌系にも連携し，生存するための最適な対応システムを作り上げてきた．すなわち，痛みは生命を危険から避け，維持するための基本的必須機能の意義をもつと同時に，一連の正常な生体防御反応の始点という意義をももっている．これが本来の痛みの意義であり，痛みは生存競争を勝ち抜くための身体の仕組みの根幹をなすものである．

国際疼痛学会（International Association for the Study of Pain；IASP）による2020年の新しい痛みの定義を表1に示す．1979年の痛みの定義（表2）を示すとともに，新しい痛みの定義の日本語版について，日本疼痛学会の日本語訳を表3に示す．新しい定義の変更点は，旧定義の「or described in terms of such damage」を除いて「or resembling that associated with」に変えられた点である．これまでの定義では，「組織の実質的あるいは潜在的な障害に結びつくか，このような障害を表す言葉を使って述べられる不快な感覚・情動体験」とされていた．この定義では，乳児，高齢者，自閉症の人，さらには動物が経験する痛みは，明確に表現できなかったため，痛みとして定義されないと解釈される．しかし改訂された定義では，非言語的な人間や動物が経験する痛みにも等しく適用されるようになった．また，患者の痛みを特定する医師の視点から，痛みを報告する患者の視点に焦点が移り，痛みは生理的だけでなく，行動的，社会的，認知的な現象であることがNotesで補足説明されている．

痛みは急性疼痛と慢性疼痛とに分けられ，上述のような生体への警告と

表1　2020年の痛みの定義

Pain

An unpleasant sensory and emotional experience associated with, or resembling that associated with, actual or potential tissue damage.

Notes

・Pain is always a personal experience that is influenced to varying degrees by biological, psychological, and social factors.
・Pain and nociception are different phenomena. Pain cannot be inferred solely from activity in sensory neurons.
・Through their life experiences, individuals learn the concept of pain.
・A person's report of an experience as pain should be respected.*
・Although pain usually serves an adaptive role, it may have adverse effects on function and social and psychological well-being.
・Verbal description is only one of several behaviors to express pain; inability to communicate does not negate the possibility that a human or a nonhuman animal experiences pain.

Etymology

Middle English, from Anglo-French peine (pain, suffering), from Latin poena (penalty, punishment), in tum from Greek poinė (payment, penalty, recompense).

* The Declaration of Montréal, a document developed during the First International Pain Summit on September 3, 2010, states that "Access to pain management is a fundamental human right."

表2　1979年の痛みの定義

Pain

An unpleasant sensory and emotional experience associated with actual or potential tissue damage, or described in terms of such damage.

Notes

Pain is always subjective. Each individual learns the application of the word through experiences related to injury in early life. Biologists recognize that those stimuli which cause pain are liable to damage tissue. Accordingly, pain is that experience which we associate with actual or potential tissue damage. It is unquestionably a sensation in a part or parts of the body, but it is also always unpleasant and therefore also an emotional experience. Experiences which resemble pain, eg, pricking, but are not unpleasant, should not be called pain. Unpleasant abnormal experiences (dysaesthesiae) may also be pain but are not necessarily so because, subjectively, they may not have the usual sensory qualities of pain.

Many people report pain in the absence of tissue damage or any likely pathophysiological cause; usually this happens for psychological reasons. There is no way to distinguish their experience from that due to tissue damage if we take the subjective report. If they regard their experience as pain and if they report it in the same ways as pain caused by tissue damage, it should be accepted as pain. This definition avoids tying pain to the stimulus. Activity induced in the nociceptor and nociceptive pathways by a noxious stimulus is not pain, which is always a psychological state, even though we may well appreciate that pain most often has a proximate physical cause.

表3　2020年の痛みの定義(日本語)

痛みの定義 2020 日本語訳(日本疼痛学会 2020.7.25)
「実際の組織損傷もしくは組織損傷が起こりうる状態に付随する，あるいはそれに似た，感覚かつ情動の不快な体験」

付記
・痛みは常に個人的な経験であり，生物学的，心理的，社会的要因によって様々な程度で影響を受けます.
・痛みと侵害受容は異なる現象です．感覚ニューロンの活動だけから痛みの存在を推測することはできません.
・個人は人生での経験を通じて，痛みの概念を学びます.
・痛みを経験しているという人の訴えは重んじられるべきです.
・痛みは，通常，適応的な役割を果たしますが，その一方で，身体機能や社会的および心理的な健康に悪影響を及ぼすこともあります.
・言葉による表出は，痛みを表すいくつかの行動の１つにすぎません．コミュニケーションが不可能であることは，ヒトあるいはヒト以外の動物が痛みを経験している可能性を否定するものではありません.

表4　急性疼痛と慢性疼痛，難治性慢性疼痛

	急性疼痛	慢性疼痛	
		急性疼痛を繰り返す慢性疼痛，急性疼痛が遷延化した慢性疼痛	難治性慢性疼痛
痛みの原因	侵害受容器の興奮	侵害受容器の興奮	中枢神経系の機能変化，心理社会的要因による修飾
持続時間	組織の修復期間を超えない	組織の修復期間をやや超える	組織の修復期間を超える(3か月以上)
主な随伴症状	交感神経機能亢進(超急性期)	睡眠障害，食欲不振，便秘，生活動作の抑制	睡眠障害，食欲不振，便秘，生活動作の抑制
主な精神症状	不安	抑うつ，不安，破局的思考	抑うつ，不安，破局的思考

〔慢性疼痛診療ガイドライン作成ワーキンググループ(編)：慢性疼痛診療ガイドライン．pp22-24，真興交易医書出版部，2021より〕

して働く生理的な痛みの急性疼痛ばかりでなく，慢性に続く痛みも存在する．慢性疼痛については，IASPが，「治療に要すると期待される期間の枠を超えて持続する痛み，あるいは進行性の非がん性疼痛に基づく痛み」と定義しているが，本邦では明確な定義はまだない．以前は発症からおおむね６か月を超えて症状が持続する病態を指していることもあったが，現在は，薬物療法の充実などにより３か月以上とすることが多い．急性疼痛と慢性疼痛については，表４に示すような概念でとらえることができる.

参考文献

1)「慢性疼痛診療システムの均てん化と痛みセンター診療データベースの活用による医療向上を目指す研究」研究班(監)，慢性疼痛診療ガイドライン作成ワーキンググループ(編)：CQA-2 慢性疼痛にはどのような分類があるか．慢性疼痛診療ガイドライン．pp22-24，真興交易医書出版部，2021
2) Raja SN, et al：The revised International Association for the Study of Pain definition of pain：concepts, challenges, and compromises. PAIN 161(9)；1976-1982, 2020

（田口敏彦）

2 侵害受容性，神経障害性，痛覚変調性疼痛の区別

組織の損傷や損傷が起こり得る強い刺激を生体に対する侵害刺激といい，侵害刺激により生じる疼痛を侵害受容性疼痛という．われわれは侵害受容器すなわち末梢神経の一部で侵害刺激を受容し，その情報が脊髄や視床などを介して最終的に脳の複数の部位に伝わる痛覚伝導路をもつ．侵害受容器を含む痛覚伝導路に病変や損傷があり，それに起因する疼痛が神経障害性疼痛である．一方，病変や損傷があると，痛覚伝導路において神経応答の増加や機能亢進が起こり，その状態が維持されることが知られている．これを痛覚伝達系の可塑的変化とよぶ．組織や神経に損傷がないにもかかわらず，痛覚伝達系の可塑的変化が生じて発症する疼痛を，nociplastic な疼痛という（表 1，図 1）．なお，痛覚変調性疼痛は nociplastic pain の日

表 1　疼痛の定義・区別

侵害受容性疼痛 Nociceptive pain	組織の損傷，あるいは損傷の危険性がある場合に生じる痛みであり，侵害受容器の活性化により生じる疼痛	Pain that arises from actual or threatened damage to non-neuronal tissue and is due to the activation of nociceptors
神経障害性疼痛 Neuropathic pain	侵害受容器や痛覚伝導路を含む体性感覚神経系の病変や疾患によって生じる疼痛	Pain caused by a lesion or disease of the somatosensory nervous system
痛覚変調性疼痛 Nociplastic pain	侵害受容の変化によって生じる痛みであり，末梢の侵害受容器の活性化を引き起こす組織損傷またはそのおそれがある明白な証拠，あるいは，痛みを引き起こす体性感覚系の疾患や傷害の証拠，がないにもかかわらず生じる痛み（注記：患者が，侵害受容性疼痛と痛覚変調性疼痛を同時に示すこともありうる）．	Pain that arises from altered nociception despite no clear evidence of actual or threatened tissue damage causing the activation of peripheral nociceptors or evidence for disease or lesion of the somatosensory system causing the pain

（IASP Terminology https://www.iasp-pain.org/resources/terminology/，日本痛み関連学会連合 Nociplastic pain の日本語訳に関する用語委員会提案 https://upra-jpn.org/archives/432 を参考に作成）

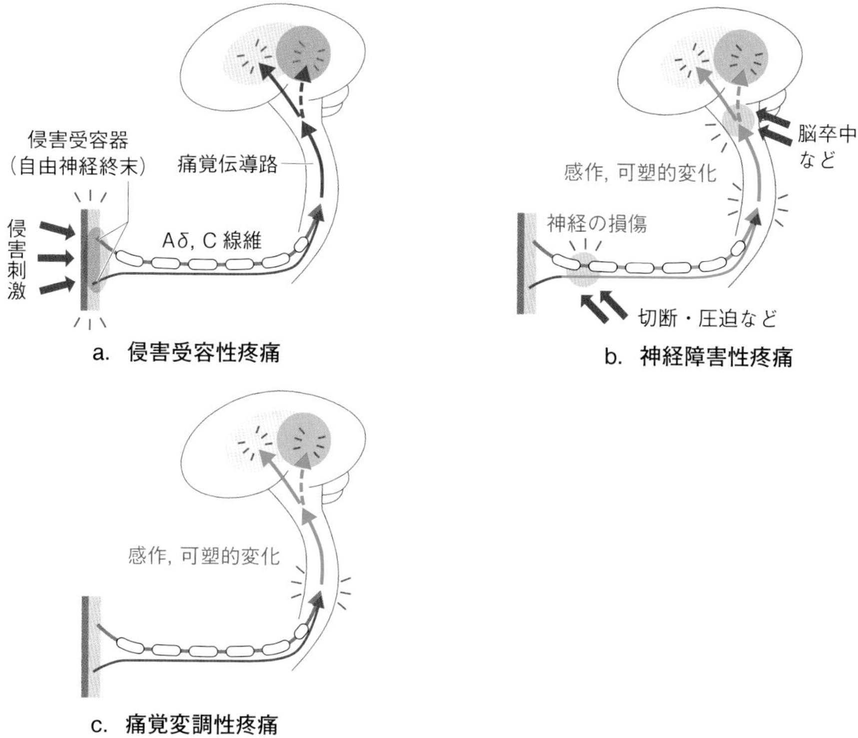

図1　3つの疼痛

本語訳として，日本痛み関連学会連合の提案により2021年9月から使用することが推奨されている．

参考文献

1) The Nobel Prize in Physiology or Medicine 2000
https://www.nobelprize.org/prizes/medicine/2000/summary/
2) Ringkamp M, et al：Peripheral Mechanisms of Cutaneous Nociception. In：McMahon SB, et al (eds)：TEXT BOOK OF PAIN. 6th ed. Philadelphia, Elsevier Saunders, pp1-30, 2006
3) Sandkuhler J：Spinal Cord Plasticity and Pain. In：McMahon SB, et al(eds)：TEXT BOOK OF PAIN. 6 ed. Philadelphia, Elsevier Saunders, pp95-110, 2006
4) Kosek E, et al：Do we need a third mechanistic descriptor for chronic pain states? *Pain* 157：1382-1386, 2016.
5) IASP Terminology
https://www.iasp-pain.org/resources/terminology/

（古江秀昌，野口光一）

3 慢性疼痛の診断とICD-11分類

慢性疼痛状態の診断については，現在まで用いられてきている世界保健機関(World Health Organization；WHO)の国際疾病分類(International Classification of Disease-10；ICD-10)にも診断コードがいくつか含まれている．しかし，これまでの診断分類では疫学的な面を反映しておらず，体系的に分類されていないため，慢性疼痛に関する正確な疫学データの取得が困難になり，適切な疼痛治療の位置づけや医療費の適切化，新しい治療法の開発および実施を妨げることにもなっている．そのため，WHOと国際疼痛学会(International Association for the Study of Pain；IASP)はさまざまなタイプの慢性疼痛に適合でき，一般的なICD-11のフレームに適合するものを作成することを課題として診断分類を作成した(図1)．

ICD-11の慢性疼痛分類は慢性疼痛MG30の下に以下が設定されている．

1) 慢性一次性疼痛(例：過敏性腸症候群，非特異的慢性腰痛，線維筋痛)
2) 慢性がん関連疼痛(例：慢性がん疼痛，慢性化学療法後疼痛)
3) 慢性術後および外傷後疼痛(例：切断後の慢性疼痛，火傷後の慢性疼痛)
4) 慢性二次性筋骨格痛(例：持続性炎症による慢性筋骨格痛，変形性関節症に関連する慢性筋骨格痛)
5) 慢性二次性内臓痛(例：持続性炎症または血管機構からの慢性内臓痛)
6) 慢性神経障害性疼痛(例：有痛性ポリニューロパシー，脳卒中後疼痛)
7) 慢性二次性頭痛または口腔顔面痛(例：慢性口顔面筋肉痛)
8) その他の特異性のある慢性疼痛
9) 慢性疼痛(分類不能)

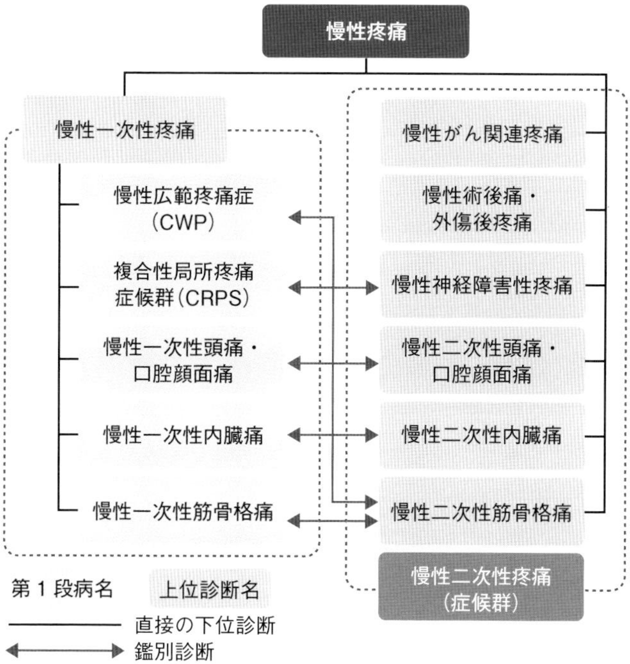

図1　ICD-11 における慢性疼痛の分類

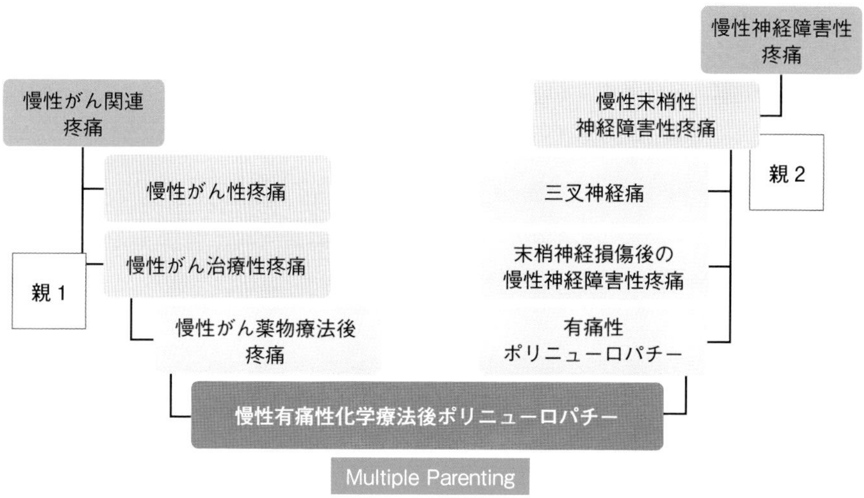

図2　Multiple parenting の例

慢性有痛性化学療法後ポリニューロパチーは，親1：慢性がん治療性疼痛と，親2：慢性末梢性神経障害性疼痛の子であると考えられる．

なお，ICD-11 では同じ診断が 1 つ以上の親カテゴリーに包含されることも可能にすることとしている(図 2：multiple parenting).

1　慢性疼痛診療に必要な医療対応システムの分類(K-S 軸分類)

慢性疼痛疾患では器質的な要因と精神心理的な要因に対する治療を同時に行うことが必要となる．特に複雑な要因をもつケースに対しては集学的な痛みセンターによる専門家同士が密に連携した介入を行う必要が生じることから，厚生労働研究班では以下のごとくレベル分類を作成している(図 3).

ICD-11 における慢性疼痛の分類の詳細を表 1 に示した.

各要因の対応レベル

レベル 0：ない or 臨床上問題とならない程度
レベル 1：プライマリ・ケア医(非専門医)が対応可能
レベル 2：専門医の介入が必要
レベル 3：専門医による高度な治療・管理が必要
レベル 4：専門医でも対応困難，多少の改善しか見込めない

対応すべき医療機関

A，C：プライマリ・ケア医(非専門医)
B1：器質的疾患を取り扱うクリニック
B2：器質的疾患を取り扱う高度医療機関
D1：精神心理的疾患を取り扱うクリニック
D2：精神心理的疾患を取り扱う高度医療機関
E1：複数の専門家の介入が必要(Multidisciplinary)
E2：専門家同士の密に連携した介入が必要(Interdisciplinary)
F：専門家と連携し，社会的問題への対応も含めた介入が必要

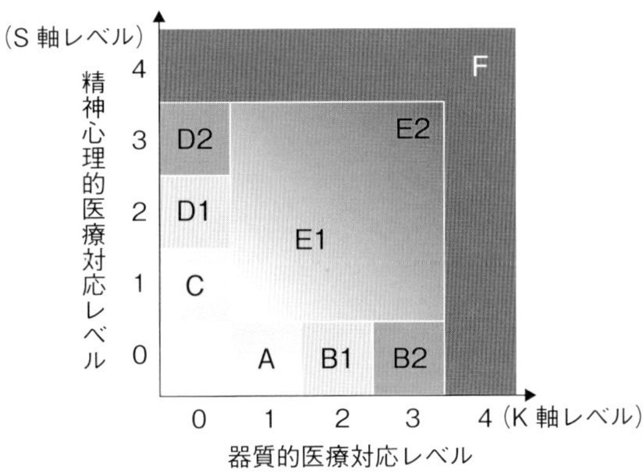

図 3　K-S 軸分類

表 1 慢性疼痛(MG30)の分類

慢性一次性疼痛 MG30.0		
コード	診断名	代表的な疾患
MG30.00	慢性一次性内臓痛	一次性胸痛症候群，一次性心窩部痛症候群，過敏性腸症候群，一次性腹痛症候群，一次性膀胱痛症候群，一次性骨盤内臓痛症候群
MG30.01	慢性一次性全身痛	線維筋痛症
MG30.02	慢性一次性筋骨格痛	一次性腰痛，一次性頚部痛，一次性腰背部痛，一次性四肢痛
MG30.03	慢性一次性頭痛・口腔顔面痛	片頭痛(8A80.2)，緊張型頭痛(8A81)，三叉神経自律神経性頭痛(8A82)，舌痛症(DA0F.0)，顎関節症痛，一次性口腔顔面痛，非定型顔面痛(8B82.1)
8D8A.0	CRPS	CRPS type1(8D8A.00)，CRPS type2(8D8A.01)
MG30.0Y	その他の特異性のある慢性一次性疼痛	
MG30.0Z	分類不能の慢性一次性疼痛	
慢性二次性疼痛 MG30.1～MG30.6		
MG30.1 慢性がん関連疼痛		
MG30.10	慢性がん性疼痛	がん性内臓痛，がん性骨痛，がん性神経障害性疼痛
MG30.11	慢性がん治療後疼痛	がん薬物療法後疼痛，有痛性化学療法誘発性ポリニューロパチー，放射線治療法後疼痛，有痛性放射線治療誘発性ポリニューロパチー
MG30.1Y	その他の特異性のある慢性がん関連疼痛	
MG30.1Z	分類不能の慢性がん関連疼痛	
MG30.2 慢性術後および外傷後疼痛		
MG30.20	慢性外傷後疼痛	熱傷後慢性疼痛，末梢神経外傷後神経障害性疼痛，CRPS type2(8D8A.01)，脊髄損傷後神経障害性疼痛，脳外傷後神経障害性疼痛，むち打ち症後の慢性外傷後疼痛(NA23.4)，筋骨格系外傷後慢性疼痛
MG30.21	慢性術後疼痛	四肢切断術，脊椎外科手術，開胸術，乳がん手術，ヘルニア手術，子宮摘出術，関節形成術の術後慢性疼痛 ＊手術後では神経障害のメカニズムが重要であっても，この項目にカテゴリー付ける
MG30.2Y	その他の特異性のある慢性術後および外傷後疼痛	
MG30.2Z	分類不能の慢性術後および外傷後疼痛	

(つづく)

表1 慢性疼痛(MG30)の分類(つづき)

MG30.3 慢性二次性筋骨格痛		
MG30.30	持続性炎症からの慢性二次性筋骨格痛	感染，結晶沈着，自己免疫疾患，腱付着部症に伴う持続炎症(肩関節周囲炎など)，関節，骨，筋肉，脊柱，腱および関連軟部組織における炎症に関連した筋骨格痛
MG30.31	構造変化に関連する慢性二次性筋骨格痛	骨格変形，変形性関節症，脊椎症，骨粗鬆症，血管疾患・障害に関連した筋骨格痛，筋骨格系外傷後慢性痛
MG30.32	神経疾患による慢性二次性筋骨格痛	パーキンソン病，多発性硬化症，末梢神経疾患に関連した筋骨格痛
MG30.3Y	その他の特異性のある慢性二次性筋骨格痛	
MG30.3Z	分類不能の慢性二次性筋骨格痛	
MG30.4 慢性二次性内臓痛		
MG30.40	機械的要因からの慢性二次性内臓痛	頭・頚部，胸部，腹部，会陰部の機械的要因による内臓痛
MG30.41	血管機序からの慢性二次性内臓痛	頭・頚部，胸部，腹部，会陰部の血管原性内臓痛
MG30.42	持続性炎症からの慢性二次性内臓痛	頭・頚部，胸部，腹部，会陰部の持続性炎症性内臓痛
MG30.4Y	その他の特異性のある慢性二次性内臓痛	
MG30.4Z	分類不能の慢性二次性内臓痛	
MG30.5 慢性神経障害性疼痛		
MG30.50	中枢性慢性神経障害性疼痛	脊髄損傷，脳損傷，血管障害，多発性硬化症(8A40)に関連する神経障害性疼痛に関連した中枢性神経障害性疼痛，脳卒中後疼痛
MG30.51	末梢性慢性神経障害性疼痛	CRPS type2(8D8A.01)，三叉神経痛(8B82.0)，末梢神経障害後神経障害性疼痛，四肢切断後神経障害性疼痛，有痛性ポリニューロパチー，帯状疱疹後神経痛(1E91.5)，有痛性神経根症(8B93.P)，血管疾患・障害後の神経障害性疼痛，有痛性化学療法・放射線治療誘発性ポリニューロパチー
8B82.0	三叉神経痛	
MG30.5Y	その他の特異性のある慢性神経障害性疼痛	
MG30.5Z	分類不能の慢性神経障害性疼痛	

(つづく)

表1 慢性疼痛（MG30）の分類（つづき）

MG30.6	**慢性二次性頭痛または口腔顔面痛**	
MG30.60	慢性二次性口腔顔面痛	外傷，血管障害，非血管性頭蓋内疾患，物質，薬物離脱，感染，ホメオスタシスの障害や非薬物治療，頭蓋・頚部・眼・耳・副鼻腔炎・唾液腺・口腔粘膜障害による口腔顔面痛
MG30.61	慢性歯痛	歯痛
MG30.62	慢性神経障害性口腔顔面痛	三叉神経痛（8B82.0），他の脳神経における神経痛（8B87）
MG30.63	慢性二次性顎関節症に関連した頭痛または口腔顔面痛	慢性二次性顎関節症に関連した頭痛または口腔顔面痛，筋性口腔顔面痛，二次性顎関節痛（DA0E.8）
8A84	二次性頭痛	頭部への外傷性損傷による持続性頭痛（8A84.1）
MG30.6Y	その他の特異性のある慢性二次性頭痛または口腔顔面痛	
MG30.6Z	分類不能の慢性二次性頭痛または口腔顔面痛	
MG30.Y	**その他の特異性のある慢性疼痛**	
MG30.Z	**分類不能の慢性疼痛**	

〔ICD-11 for Mortality and Morbidity Statistics（Version：04/2019） https://icd.who.int/browse11 より作成〕

参考文献

1) Inoue M, et al：The efficacy of a multidisciplinary group program for patients with refractory chronic pain. Pain Research and Management 19(6)：302-308, 2014

2) Miki K, et al：Frequency of mental disorders among chronic pain patients with or without fibromyalgia in Japan. Neuropsychopharmacology Reports 38(4)：167-174, 2018

3) Treede RD, et al：Chronic pain as a symptom or a disease：the IASP Classification of Chronic Pain for the International Classification of Diseases(ICD-11). Pain 160(1)：19-27, 2019

4) 牛田享宏，他：長引く痛みの克服に向けて：慢性疼痛の分類(ICD-11)や治療モード，治療施設などの分類と臨床利用．PAIN RESEARCH 33(4)：257-268, 2019

（牛田享宏，杉浦健之）

4 疫学

1 厚生労働省の調査

2019年「国民生活基礎調査の概況」のなかの「有訴者率の上位5症状」をみると，男性では腰痛が1位(91.2人/人口千対)で，肩こりが2位(57.2)である．一方，女性では肩こりが1位(113.8人/人口千対)で，腰痛が2位(113.3)である(図1)．この有訴者率と症状に関しては調査年による大きな変化はみられていない．腰痛と肩こりで悩んでいる国民が多いことがわかる．

2 筆者らの調査

筆者らは，インターネットで本邦における慢性疼痛の疫学について調査した．

ⓐ 慢性疼痛保有者数

40,000サンプルから得られた結果によると慢性疼痛(Numerical Rating Scale；NRSで5以上)を有する成人は全体の22.5%であった．それを国民全体に推計してみると2,315万人となった．

ⓑ 痛みの程度・性質

痛みの程度は，NRS 5〜7が84%，8〜10が16%であった．

痛みの性質は，「鈍い痛み」が53.7%，「重い痛み」が51.1%，「ズキズキとする痛み」が35.5%などであった(複数回答)．また，「断続的だが繰り返し起こる痛み」が67%，「持続的な痛み」が33%であった．

痛みの期間は，「3年以上5年未満」が14.6%であり，それ以上に持続している人々が多かった(図2)．

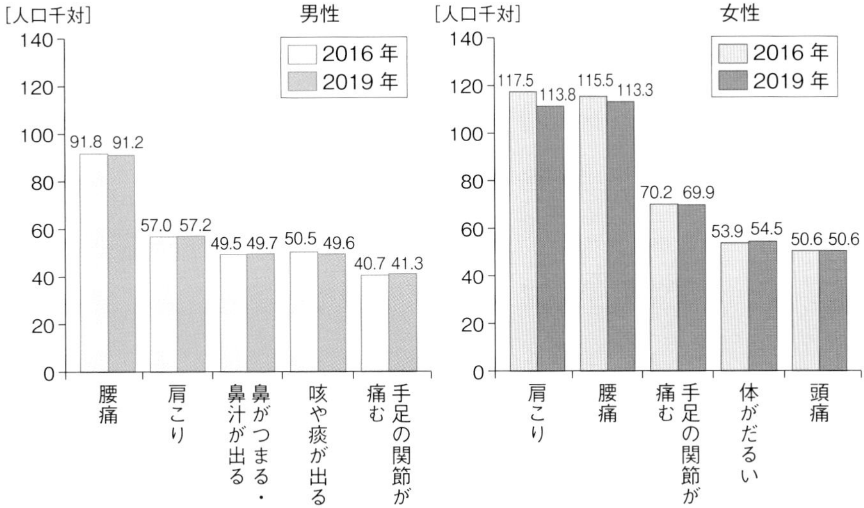

図1　有訴者率の上位5症状

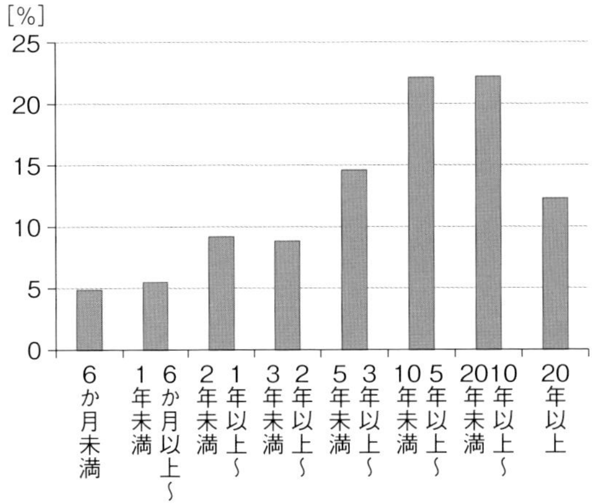

図2　慢性疼痛の期間

ⓒ 痛みの部位

「腰」が64.1%，「肩」が47.9%，「膝」が25.6%などであった(図3).

ⓓ 慢性疼痛が日常生活へ与える影響

痛みによって大きな支障があった行為は，「仕事，学校生活，家事，いつもの活動をすること」が38.1%，「外出すること」が29.8%，「集中するこ

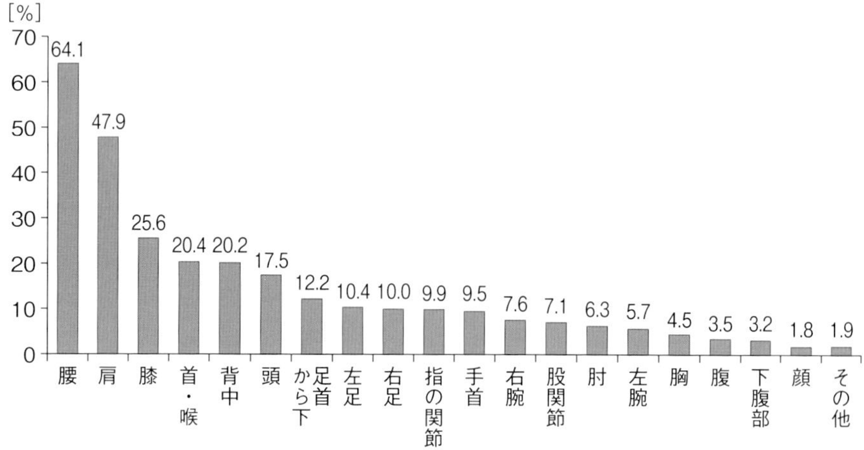

図3　慢性疼痛の部位

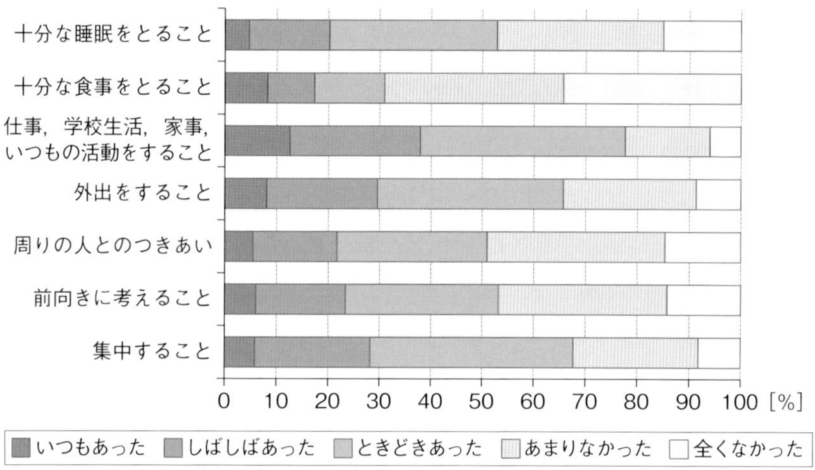

図4　慢性疼痛による支障の程度

「いつもあった」と「しばしばあった」という大きな支障を表す上位2項目を併せた割合が最も高かったのは，「仕事，学校生活，家事，いつもの活動をすること」(38.1%)であった．次いで「外出をすること」(29.9%)，「集中すること」(28.4%)であった．

表1　本邦における慢性疼痛の疫学研究

著者と報告年	方法	対象	例数	痛みの強さ	罹病期間	頻度(%)
服部ほか 2004年	インターネット	18歳以上	18,300	5以上 (1〜10)	6か月以上	13.4
松平ほか 2011年	インターネット	20〜79歳	20,063	5以上 (0〜10)	3か月以上	22.9
矢吹ほか 2012年	インターネット	20歳以上	41,597	5以上 (1〜10)	3か月以上	22.5
小川ほか 2012年	インターネット	20〜69歳	37,280	4以上 (0〜10)	3か月以上	26.4

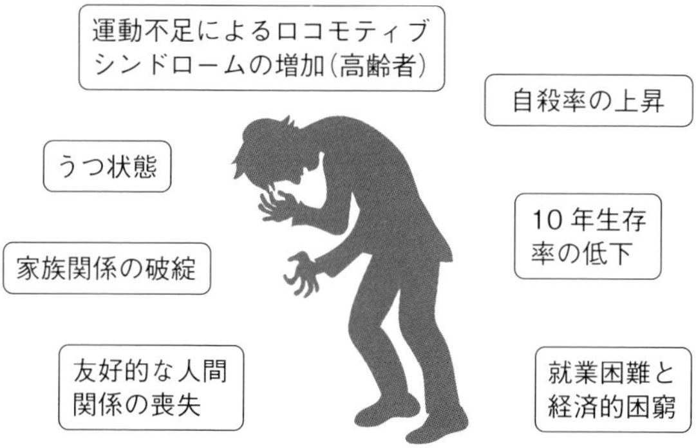

図5　慢性疼痛が与える影響
慢性疼痛は，身体面だけでなく心理面や社会面にも影響する．10年生存率の低下まで報告されている．

と」が28.4％であった(図4)．

ⓔ 痛みに関する治療満足度

これまでの治療の結果慢性的な痛みが満足できる程度に改善したか否かの項目では，「満足のいく程度に痛みが緩和できていない」という回答が70.7％であった．すなわち，これまでの治療に満足している割合は29.3％のみである．

3 他の慢性疼痛調査

本邦における過去の報告をみると罹患率は13.4〜26.4％であった(表1)．

調査法や対象が異なるため一概に比較はできないが，経年的な変化を推察してみると，本邦の慢性疼痛罹患率は増加している可能性がある．

慢性疼痛は，家族関係の破綻，うつ状態，友好的な人間関係の喪失，就業困難と経済的困窮，自殺率の上昇，および10年生存率の低下を招くことが報告されている(図5).

参考文献

1) Nakamura M, et al：Prevalence and characteristics of chronic musculoskeletal pain in Japan. J Orthop Sci 16：424-432, 2011
2) 矢吹省司，他：日本における慢性疼痛保有者の実態調査 Pain in Japan 2010より．臨整外 47：127-134，2012
3) Yabuki S, et al：Prevalence of lumbar spinal stenosis, using the diagnostic support tool, and correlated factors in Japan：A population-based study. J Orthop Sci 18：893-900, 2013
4) Takura T, et al：The societal burden of chronic pain in Japan：an internet survey. J Orthop Sci 20：750-760, 2015
5) Steingrimsdóttir ÓA, et al：Defining chronic pain in epidemiological studies：a systematic review and meta-analysis. Pain 158：2092-2107, 2017
6) 日本整形外科学会運動器疼痛対策委員会：運動器慢性痛診療に関する啓発と神経障害性疼痛の疫学調査．日整会誌 91：384-388，2017

(矢吹省司)

第 II 編

基礎科学

1 末梢受容体と一次求心性線維の役割

1 侵害受容器

感覚神経として機能するのは，脊髄神経としての末梢感覚神経，脳神経の1つとしての三叉神経，求心性副交感神経であり，このなかで侵害刺激を特異的に感知する感覚神経を侵害受容器(nociceptor)とよぶ．これは侵害受容神経(nociceptive neuron)と同義である．痛みは，心理社会的疼痛を除いて，一般に侵害受容性疼痛と神経障害性疼痛に分類され，前者は侵害刺激による侵害受容器の活性化(活動電位の発生)によって惹起され，侵害刺激の電気信号への符号化を意味する．そして，その電気信号が脳まで伝搬されて初めて「痛み」(主体的体験)が生じる(図1)．

2 侵害受容器の構造

多くの神経では通常，その信号は細胞体から終末に伝わるが，末梢感覚神経では末梢終末から細胞体を経て脊髄内終末へと伝達され，そこで脊髄神経に情報が伝達される．よって，末梢感覚神経は一次求心性線維とよばれる．一次求心性線維は有髄線維と無髄線維に分類され，薄い髄鞘をもったAδ線維と無髄のC線維が侵害刺激を受容する．Aδ線維は径2〜5 μmで12〜30 m/秒の伝導速度を有し(鋭い一次痛に関与する)，痛覚および温冷覚に関わる．C線維は径1〜3 μmで0.5〜2 m/秒の伝導速度を有し(鈍い二次痛に関与する)，痛覚および温冷覚に関わる．C線維の中に複数の異なる侵害刺激(機械刺激・化学物質刺激・熱刺激)によって活性化されるポリモーダル受容器がある．末梢神経終末に発現する末梢侵害刺激受容体の多くは，Ca^{2+}透過性の高いイオンチャネルであり，Ca^{2+}流入はある種の侵害受容器ではカルシトニン遺伝子関連ペプチド(CGRP)やサブスタ

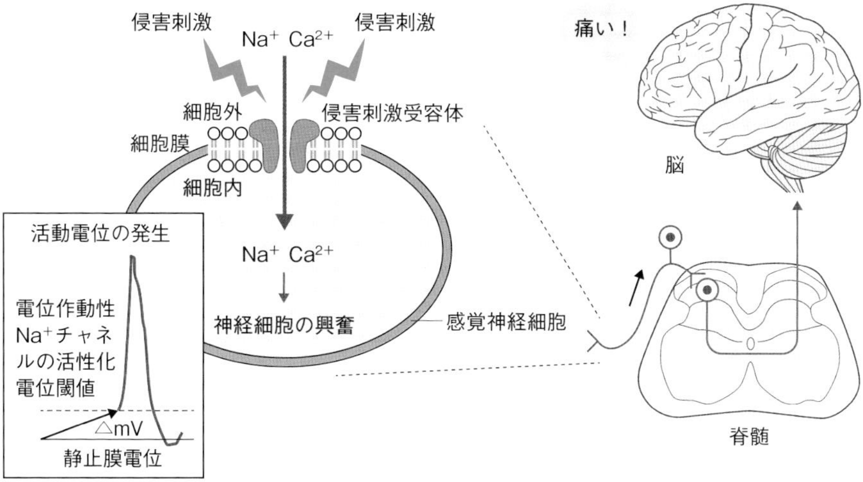

図 1　**感覚神経終末での侵害刺激受容メカニズムと脳への情報伝達**
侵害刺激によってイオンチャネル型侵害刺激受容体が活性化されると陽イオンの流入から脱分極が起こり，電位作動性 Na^+チャネルが活性化して活動電位が発生する．電気信号に変換された侵害情報は脊髄を通って脳まで伝達されて「痛み」として認識される．

ンスＰの放出をもたらす．これらの物質は血管拡張や血管外への物質の漏出を引き起こし，局所の発赤・温度上昇・腫脹を招来することから，それは神経原性炎症(neurogenic inflammation)とよばれる(図 2)．

3　末梢侵害刺激受容体

感覚神経終末で侵害刺激を受容する(侵害刺激を電気信号に変換する)最も簡単で有効なメカニズムは，陽イオンの流入がもたらす脱分極(受容器電位による)から電位作動性 Na^+チャネルを活性化させて活動電位を発生させることである(図 1)．

感覚神経細胞膜を脱分極させる方法は，①細胞内へ陽イオンを流入させる(上述の陽イオンチャネル)，②細胞外への K^+の流出を阻害する，③細胞外へ Cl^-を流出させる，である．

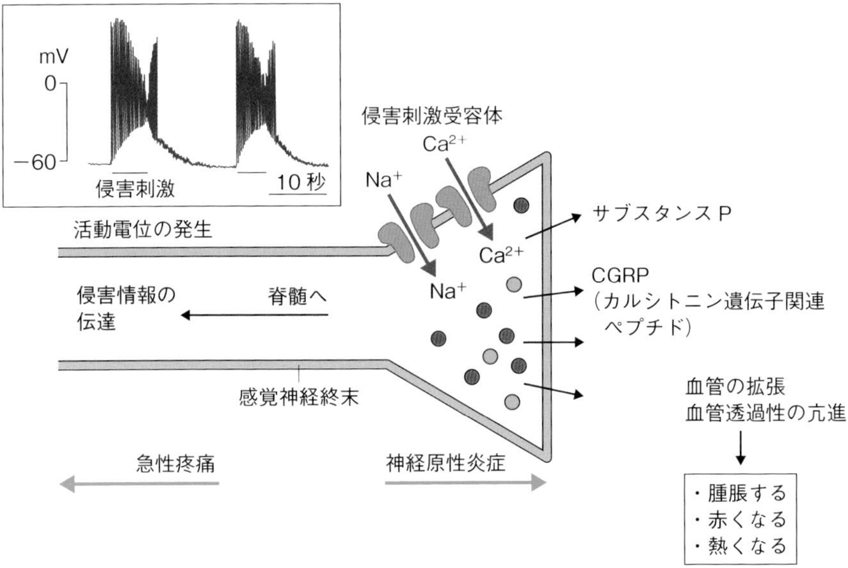

図 2　感覚神経終末で起こっていること

侵害刺激受容体の活性化で生じる脱分極から活動電位が発生し，侵害情報が中枢へ伝達されて急性疼痛が起こる．ラット単離感覚神経細胞での膜電位記録の実例(左上)．一方，細胞内 Ca^{2+} 濃度の上昇はサブスタンス P や CGRP の放出をもたらし，神経原性炎症を引き起こす．

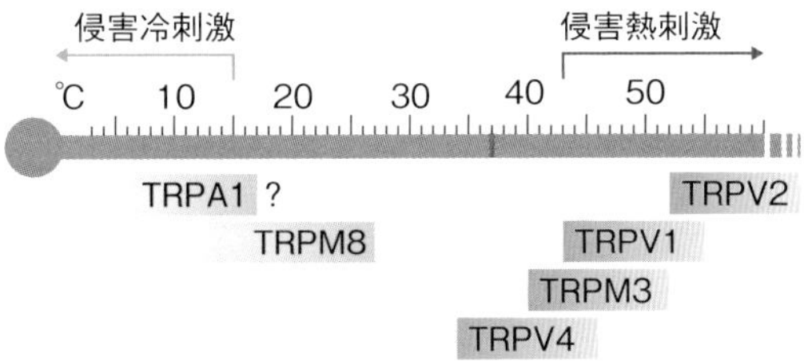

図 3　感覚神経に発現する温度感受性 TRP チャネルとその活性化温度閾値

温度感受性 TRP チャネルは特異的な活性化温度閾値を有する．43℃を超える高温と 15℃以下の低温は痛みを惹起すると考えられている．

4 TRP(transient receptor potential)チャネル

TRPスーパーファミリーは，哺乳類では大きくTRPC，TRPV，TRPM，TRPML，TRPP，TRPAの6つのサブファミリーに分かれ，ヒトでは27の分子がセンシングをはじめとするさまざまな細胞機能に関わることが明らかになっている．最初の温度受容体であるカプサイシン受容体TRPV1の1997年の発見以降，23年間で11のTRPチャネル(TRPV1，TRPV2，TRPV3，TRPV4，TRPM2，TRPM3，TRPM4，TRPM5，TRPM8，TRPA1，TRPC5)が温度感受性であることが示され，そのうち一次求心性線維で侵害刺激の受容や鎮痛に関わっていると考えられているのは，TRPV1，TRPA1，TRPM3，TRPV2，TRPV4，TRPM8である(図3)．

参考文献

1) Gees M, et al：TRP channels. Comp Physiol 2：563-608, 2012
2) Vay L, et al：Thermo-TRP ion channel family：Properties and therapeutic implications. Br J Pharmacol 165：787-801, 2012
3) Julius D：TRP channels and pain. Annu Rev Cell Dev Biol 29：355-384, 2013
4) Volkers L, et al：Piezo channels：From structure to function. Pflugers Arch 467：95-99, 2015
5) Moran MM, Szallasi A：Targeting nociceptive transient receptor potential channels to treat chronic pain：Current state of the field. Br J Pharmacol 175：2185-2203, 2018

(富永真琴)

2　運動器の痛みのメカニズム

1　筋痛

肩こりや腰痛，線維筋痛症，いわゆる運動後の筋肉痛(遅発性筋痛)など，骨格筋に起因する痛み(以下，筋痛という)は罹患者が多い．筋痛は，筋膜，骨，関節，腱，靱帯の痛みと同様，筋・筋膜性疼痛や深部痛，運動器疼痛，筋骨格系疼痛などに区分され，患者や高齢者，アスリートの日常生活や quality of life(QOL)を低下させるため，臨床的・社会的重要度が高い．

皮膚痛(表在痛)は局在の明瞭な鋭い痛みとして知覚され，sharp または pricking などと表現される．これに対し，筋痛(深部痛)は局在の不明瞭な

表1　筋痛と皮膚痛の違い

	筋痛(深部痛)	皮膚痛(表在痛)
痛みの性質	鈍い	鋭い
痛みの範囲(局在)	広い	狭い
痛みの表現	aching, dull など	sharp, pricking など
関連痛を伴う頻度	多い	まれ
慢性疼痛への移行頻度	高い	低い
治療の難易度	高い	比較的容易
加齢による影響	大きい	小さい
ストレスによる影響	大きい	小さい
身体動作(日常生活)の制限	大きい	小さい
quality of life への影響	大きい	小さい
労働生産性への影響	大きい	小さい
医療費負担(患者・社会)	大きい	小さい

鈍い痛みとして知覚され，aching または dull などと表現される(表 1).

参考文献

1) Mense S：Nociception from skeletal muscle in relation to clinical muscle pain. Pain 54：241-289, 1993
2) Mense S：Group III and IV receptors in skeletal muscle：are they specific or polymodal？ In：Kumazawa T, et al (eds)：Progress in Brain Research, vol 113, The polymodal receptor：A gateway to pathological pain. pp83-100, Elsevier, Amsterdam, 1996
3) Travell JG, et al：Myofascial pain and dysfunction：The trigger point manual. 3rd ed. Lippincott Williams & Wilkins, Philadelphia, 2018
4) Taguchi T, et al：Dorsal horn neurons having input from low back structures in rats. Pain 138：119-129, 2008
5) Schilder A, et al：Sensory findings after stimulation of the thoracolumbar fascia with hypertonic saline suggest its contribution to low back pain. Pain 155：222-231, 2014

（田口　徹）

2 骨・関節痛

一般に骨・関節由来の痛みは，鈍い痛みで局在がはっきりしないことが多い．これは，皮膚の痛みが，鋭く局在が明らかであるのと対照的である．さらに，皮膚由来の痛みは，疾患が治癒すれば比較的速やかに消退する一方，骨・関節由来の痛みは長引きやすく慢性疼痛に発展しやすい．これらの違いは，骨・関節を支配する感覚神経の神経生理学的および神経解剖学的特性に起因する．

参考文献

1) Mach DB, et al：Origins of skeletal pain：sensory and sympathetic innervation of the mouse femur. Neuroscience 113：155-166, 2002
2) Hefti FF, et al：Novel class of pain drugs based on antagonism of NGF. Trends Pharmacol Sci 27：85-91, 2006
3) Castaneda-Corral G, et al：The majority of myelinated and unmyelinated sensory nerve fibers that innervate bone express the tropomyosin receptor kinase A. Neuroscience 178：196-207, 2011
4) Georgescu SR, et al. Capsaicin：Friend or Foe in Skin Cancer and Other Related Malignancies？ Nutrients 9：1365, 2017

（池内昌彦）

3 疼痛行動に関連する精神症状と社会的問題

一般的に疼痛行動は疼痛を感じたときに表出される行動パターンを広く指しており，ネガティブな意味でのみ使うべきではない．しかし，身体に侵害受容刺激が入力され，それを知覚するレベルから過去の体験などの記憶に基づいて認知するレベル，また情動反応のレベルを経て出力される疼痛行動には多くの脳機能・精神機能による修飾が加わることは明らかである．疼痛行動に影響を与える精神症状は多岐にわたり，ほとんどすべての精神症状が関係するといっても過言ではない．また疼痛を主訴としうる精神障害は身体症状症が最も一般的であるが抑うつ障害群，不安障害群を始めその他多くの精神障害によって疼痛は難治化しうる．

1 疼痛と関係する精神症状

疼痛行動と最も関連の強い精神症状は「感情の障害」である．感情のなかでも急性の反応としての不安，また一定期間持続する気分の症状としての抑うつとは関係しやすい．むしろ，強度の痛みが持続する場合にはもちろん程度の問題はあるものの全く不安がない，抑うつ気分がない状態は考えにくい．不安と抑うつは痛みと相互作用しうる．また，「思考様式の障害」である強迫は疼痛行動とつながりがある．強迫観念とは繰り返し同じ考えが浮かび，それが不条理とわかっていても止められない，または止めようとすると強い不快感を伴うものである．しかし痛みが持続して，繰り返し痛みのことを考え，それにとらわれる場合の思考パターンは不条理と認識されないことも多い．このため厳密には強迫とはいえないが，それにきわめて近い状態と考えられる．生物学的にはこれらの不安，抑うつ，強迫に対してはセロトニン関連の薬物が治療として用いられるため，疼痛行動と共通した背景がありうる．さらに，「睡眠の障害」である不眠も痛みに伴いやすい．不眠は休む時間が確保できているにもかかわらず，入眠・中途覚醒(睡眠持続の障害)・早朝覚醒・熟眠障害などがみられ，そのために日中の生活障害がきたされるものである．痛みによる不眠では主観的な睡眠持続の低下が指摘されているが，脳波で確認される客観的な睡眠構造の変化については一定の結論が出ていない．また痛みの強度と不眠には必ずしも相関がみられない．

2 疼痛行動に影響する社会的要因

疼痛，特に慢性疼痛は単純な生物学的なモデルでは不十分であり，生物-心理-社会モデルで考えるべきだとされている．このなかで社会という文脈は実態が把握しにくい場合もあり，心理学的要因と分離が難しい．しかし，疼痛行動の起源は少なくともその一部がソーシャル・リファレンシングにあることを考慮すると，そもそも疼痛行動に社会的関係性が強く影響するのは当然である．社会の定義は幅広く，語源としては人間の結合としての共同体となる．ここでは社会の最小単位である家庭内の人間関係から，学校，会社などにおける関係まで含めることとする．

参考文献

1) 丸田俊彦：痛みの心理学—疾患中心から患者中心へ．中央公論社，1989
2) Cassidy JD, et al：Effect of eliminating compensation for pain and suffering on the outcome of insurance claims for whiplash injury. N Engl J Med 342：1179-1186, 2000
3) Frances A：The new somatic symptom disorder in DSM-5 risks mislabeling many people as mentally ill. BMJ 346：f1580, 2013
4) Hooten WM：Chronic Pain and Mental Health Disorders：Shared Neural Mechanisms, Epidemiology, and Treatment. Mayo Clin Proc 91：955-970, 2016
5) Taylor AM, et al：Assessment of physical function and participation in chronic pain clinical trials：IMMPACT/OMERACT recommendations. Pain 157：1836-1850, 2016

(西原真理)

第 III 編

臨床病態

1 急性疼痛

救急外来を受診する患者の70%は急性疼痛を訴え，すべての術後患者は何らかの急性疼痛を体験する．痛みは国際疼痛学会(International Association for the Study of Pain；IASP)が定義するように，「実際の組織損傷や潜在的な組織損傷に伴う，あるいはそのような損傷の際の言葉として表現される，不快な感覚かつ感情体験」である．すなわち，急性疼痛も知覚と情動としての痛みが別々の経路を通じて脳に至り，脳で統合されて痛みの体験となる．

痛み刺激が皮膚に加えられると，基底層より表皮側に伸長したC線維とAδ線維の自由終末に存在するセンサー蛋白が活性化して，ナトリウムチャネル(Nav)が活性化し活動電位が生じ脊髄へと伝導する(図1)．組織損傷により傷害を受けた組織の細胞，末梢神経終末，免疫細胞などから放出された，プロトン(H^+)，カリウムイオン(K^+)，damage-associated molecular pattern(DAMP)，セロトニン，ブラジキニン，プロスタグランジン，サイトカインなどさまざまなメディエータによりセンサー蛋白が活性化し，組織損傷前に比べて同程度の刺激(熱性，機械的)に対して過剰に反応するようになる．これが末梢性感作(peripheral sensitization)である(図2)．一方，末梢性感作による末梢神経からの入力増は，脊髄や脳において末梢からの入力以上に中枢神経の過剰興奮を引き起こす．これを中枢性感作(central sensitization)とよぶ(図2)．

患者が訴える急性の侵害受容性疼痛は，外傷や手術，急性疾患としての痛みなど，さまざまな組織損傷による痛みである(表1)．皮膚・軟部組織の損傷による体性痛は損傷部位を明瞭に分別できるが，筋骨格性疼痛など深部組織由来の痛みや内臓痛は，損傷部位を厳密には区別できないことが多い．皮膚，皮下，筋膜・筋肉，骨膜・骨皮質，腹膜・胸膜，内臓器(管腔臓器)などが痛みの発生部位であり，それぞれの組織に分布している知

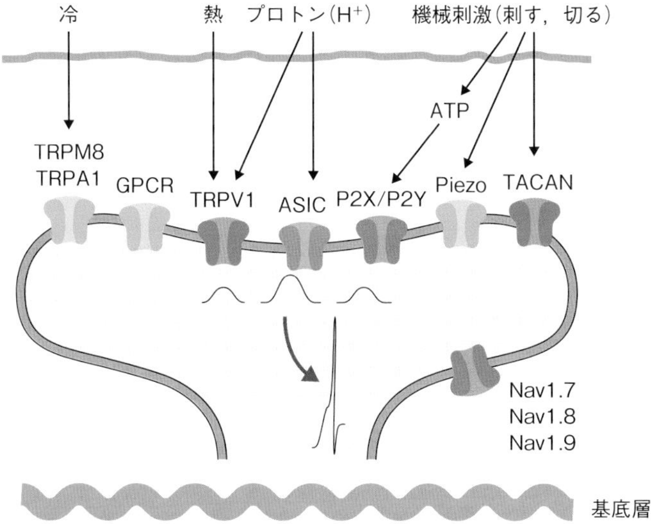

図1　末梢における痛みの発生メカニズム

外界からの痛み情報(熱性，機械的，化学的)は神経終末のセンサー蛋白を活性化した結果，神経終末にカチオンが流入し，電位依存性ナトリウムチャネル(Nav)が活性化され，活動電位が発生する(矢印)．

TRPM8，Transient receptor potential(TRP)cation channel M8；TRPA1，TRP cation channel A1；TRPV1，TRP cation channel V1；GPCR，G蛋白質共役受容体；ASIC，酸感受性イオンチャネル；P2X/P2Y，プリン受容体であるP2X受容体とP2Y受容体；Piezo，Piezo受容体；TACAN，TACAN受容体；Nav1.7，電位依存性ナトリウムチャネル1.7；Nav1.8，電位依存性ナトリウムチャネル1.8；Nav1.9，電位依存性ナトリウムチャネル1.9

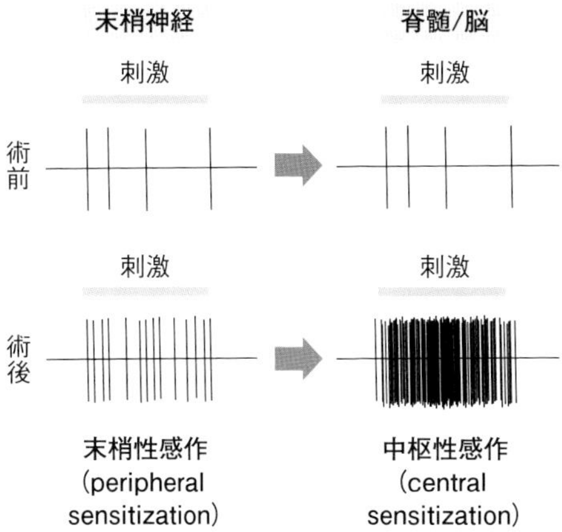

図2　末梢性感作(peripheral sensitization)と中枢性感作(central sensitization)

痛み刺激(横線)により末梢神経に活動電位(縦線)が生じる(術前)．手術侵襲により末梢神経のセンサー蛋白や電位依存性チャネルの感受性が亢進し，痛み刺激に対する活動電位の発射頻度が上昇する(末梢性感作，peripheral sensitization)．一方，末梢神経からのシグナルにより，中枢神経系の受容体/チャネルの感受性が亢進し，刺激に対する中枢神経の活動電位の発射頻度が上昇する(中枢性感作，central sensitization)．

表 1　(急性)侵害受容性疼痛の発生部位と影響因子

1. 皮膚・皮下組織，末梢(微小)神経
2. 筋膜・筋肉
3. 骨膜，骨，関節，椎間板
4. 胸膜・腹膜
5. 内臓(管腔臓器)
6. 創部の炎症，末梢神経の感作，中枢神経系の感作
7. 社会・心理・情動変化など

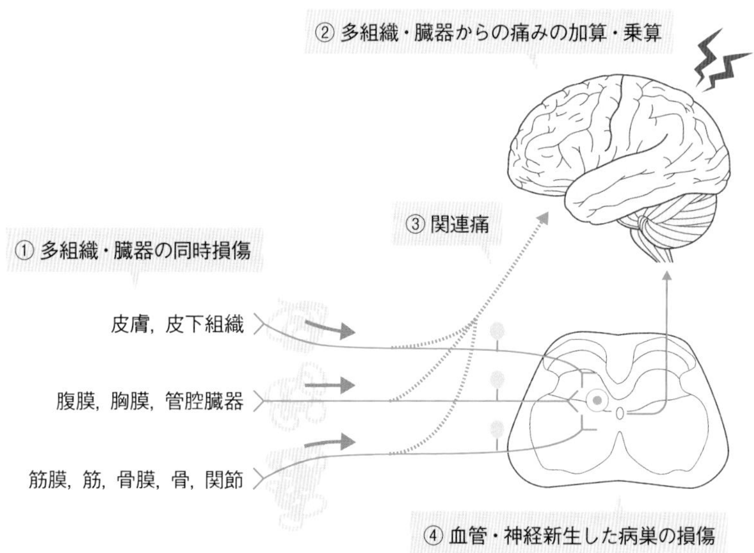

図 3　多組織損傷による侵害受容性疼痛の特徴
多組織・臓器を同時に損傷されると，それぞれの部位から痛みが出現する(①)．このため各組織・臓器からの痛みが加算・乗算され(②)，多部位からの関連痛が痛みを修飾する(③)．疾患に伴う炎症，虚血，虚血後再灌流などにより神経・血管の新生が起きている病巣に外科的侵襲は加えられ(④)，虚血や微細神経損傷が大きくなる．

覚神経の種類や密度により，痛みの程度や性質が変化し，手術後のように多組織の傷害では，各組織からの痛みが加算・乗算されて強い痛みが発生する(図 3)．したがって同時に組織や多臓器損傷が生じると，急性疼痛は末梢神経系および中枢神経系で加算や乗算され，急性疼痛が増強する一因

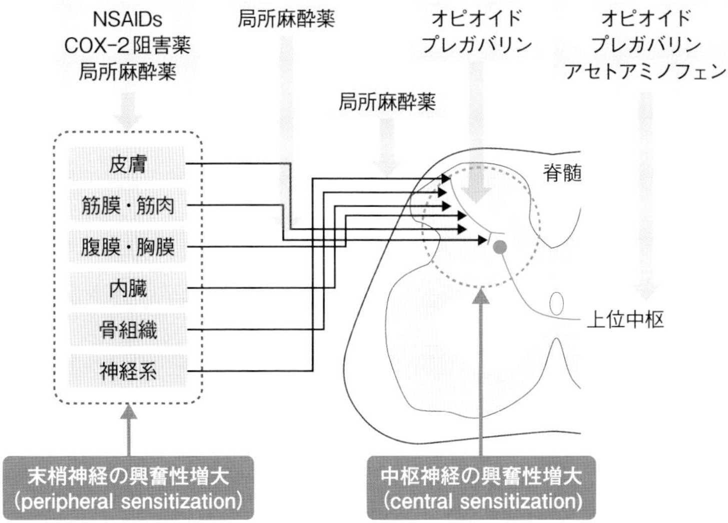

図 4 組織損傷部位と鎮痛薬の作用部位

NSAIDs，COX-2 阻害薬は末梢のセンサー蛋白に作用し，局所麻酔薬は Nav に作用し，オピオイド性鎮痛薬，アセトアミノフェン，プレガバリンなどは中枢神経に作用する．

となる．

（急性）侵害受容性疼痛は，その痛みの発生部位・メカニズムに応じて鎮痛をはかることが望ましい．末梢のセンサー蛋白を主にターゲットにするのが非ステロイド性抗炎症薬（non-steroidal anti-inflammatory drugs；NSAIDs）であり，一次痛覚神経の異常興奮や伝導を抑制するのが，それぞれ局所麻酔薬の全身投与や区域麻酔である（図 4）．脊髄～脳の上位中枢をターゲットにする鎮痛薬がアセトアミノフェン，オピオイド性鎮痛薬，ケタミンなどの NMDA 受容体拮抗薬，α_2 刺激薬，抗うつ薬，ガバペンチノイドなどである．（急性）侵害受容性疼痛は，一定の急性期間が過ぎて創傷治癒に至れば痛みが消失すると考えられるため，オピオイド性鎮痛薬を主体とする鎮痛が第 1 選択とされた．しかし，近年，周術期のオピオイドの過剰投与による耐性形成は，術後や退院後のオピオイドの乱用や不正使用によるオピオイドクライシスの大きな要因と考えられるようになった．

参考文献

1) 川真田樹人，他：痛みの発生機序．日医会誌 138：84-85，2009
2) 川真田樹人：手術痛と手術後痛．川真田樹人(編)：手術後鎮痛のすべて．pp2-9，文光堂，2013
3) 田中聡，他：ヒト研究からみた手術後痛のメカニズム．川真田樹人(編)：手術後鎮痛のすべて．pp2-9，文光堂，2013
4) Buvanendran A, et al：Postoperative pain and its management. In McMahon SB, et al(eds)：Textbook of pain. 6th ed. pp629-644, Elsevier, Philadelphia, 2013
5) 川真田樹人，他：術後痛の発生メカニズム．臨床麻酔誌上セミナー '19．pp332-338，真興交易医書出版部，2019

(川真田樹人，石田公美子，田中　聡)

2 慢性疼痛

1 線維筋痛症(fibromyalgia；FM)

血液検査や画像検査ならびに神経学的検査など他覚的な所見には異常が認められないにもかかわらず，身体の広範囲な部位に疼痛が発生する症候群である．複数の異なる部位に圧痛があり，さらに頭痛，めまい，疲労感，睡眠障害，抑うつなど多彩な身体・精神症状を呈することが特徴である．また近年では，原因不明の一次性(原発性)FMと膠原病などに合併し

表1 2010年米国リウマチ学会の線維筋痛症の診断基準

WPI：19か所 過去1週間の疼痛範囲数		
顎	右	左
肩	右	左
上腕	右	左
前腕	右	左
胸部		
腹部		
大腿	右	左
下腿	右	左
頚部		
背部	上	下
殿部	右	左
WPI合計		点

SS徴候	問題なし	軽度	中等度	重度
疲労感	0	1	2	3
起床時不快感	0	1	2	3
認知症状(思考点記銘力障害)	0	1	2	3
合計		点		

SS一般的な身体症候 0：なし 1：少数 2：中等度 3：多数					
筋肉痛	過敏性腸症候群	疲労感・疲れ	思考・記憶障害	筋力低下	頭痛
腹痛・腹部けいれん	しびれ刺痛	めまい	睡眠障害	うつ症状	便秘
上部腹痛	嘔気	神経質	胸痛	視力障害	発熱
下痢	ドライマウス	かゆみ	喘息	レイノー現象	じんま疹
耳鳴り	嘔吐	胸やけ	口腔内潰瘍	味覚障害	けいれん
ドライアイ	息切れ	食欲低下	発疹	光過敏	難聴
あざができやすい	抜け毛	頻尿	排尿痛	膀胱けいれん	
合計：症候 点 ＋ 身体症候 点 ＝ 点					

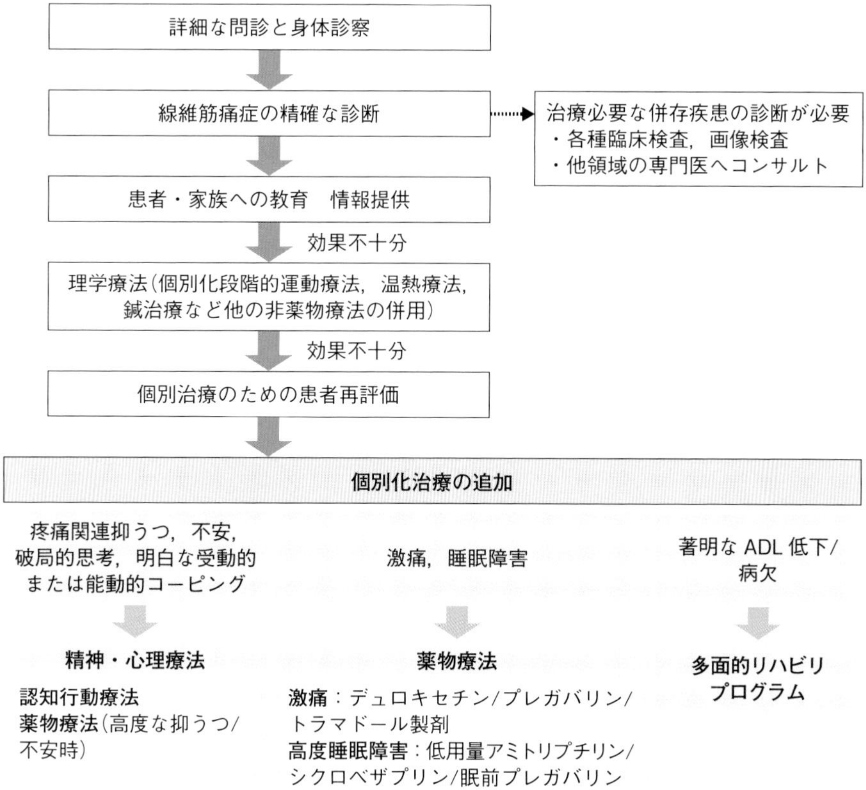

図 1　ヨーロッパにおける FM の治療の流れと薬物療法

〔日本線維筋痛症学会，他(編)：線維筋痛症診療ガイドライン．2017，p123，図 8-1-1，日本医事新報社より〕

た二次性(続発性)FM の両者が存在するとされている．

2010 年の米国リウマチ学会の診断基準では，診断に圧痛の有無は含まれず，疼痛以外にさまざまな臨床症状を採用している(表 1)．

二次性(続発性)の場合には，原疾患の適切な治療を施行することが基本となる．一次性に関しては，患者に病態を説明し理解させることが治療のはじまりである．日常生活動作の維持を基本として，非薬物療法や薬物療法を施行する．ヨーロッパにおける FM の治療の流れについて図 1 に示す．

本邦のガイドラインにおいては，薬物療法ではプレガバリン，デュロキセチンは弱い推奨，エビデンスは低で，医療用麻薬は推奨されていない．一方で運動療法は強く推奨されて，集学的治療の推奨は弱でエビデンスは中等度である．結論的には，薬物療法のみでは解決できない疼痛であり，多角的な評価と治療，ケアを必要とする．

参考文献

1) 日本消化器病学会(編)：機能性消化器疾患診療ガイドライン 2014，南江堂，pp2-104，2014
2) 柴田政彦：日本疼痛学会痛みに教育コアカリキュラム編集委員会編．痛みの集学的診療：痛みの教育コアカリキュラム．真興交易医書出版，2016．pp256-274
3) 日本線維筋痛症学会，日本医療研究開発機構線維筋痛症研究班(編)：線維筋痛症診療ガイドライン．日本医事新報社，2017．pp10-47，pp83-149
4) Doggweiler R, et al：A Standard for terminology in chronic pelvic pain syndromes：A report from the chronic pelvic pain working group of the international continence society. Neurourology and Urodynamics 36：984-1008, 2017
5) 慢性疼痛治療ガイドライン作成ワーキンググループ(編)：慢性疼痛治療ガイドライン．pp60-70，真興交易医書出版部，2018
6) Treede RD, et al：Chronic pain as a symptom or a disease：The IASP classification for ICD-11：chronic primary pain. Pain 160：28-37, 2019
7) 慢性疼痛診療ガイドライン作成ワーキンググループ(編)：慢性疼痛診療ガイドライン．pp263-271，真興交易医書出版部，2021

(井関雅子)

2 慢性頚部痛，慢性腰痛

1）慢性頚部痛

頚部痛の範囲に明確な定義はなく，一般には中下位頚椎から肩関節にわたる範囲の症状を示す．症状の性状は痛みだけでなく，疲労感，不快感，緊張感，違和感，および鈍痛などと表現される．

発症後 3 か月以上持続する頚部痛を慢性頚部痛とよぶことが多い．頚部痛と肩こりは異なる愁訴であるが，慢性に経過した頚部痛が一般的に肩こりと表現される．肩こりには中年期以降では肩関節由来の痛みが含まれることがあるものの，多くは頚部由来の症状である．

頚部痛の原因は，頚椎・頚髄疾患，肩関節疾患，末梢神経疾患，神経内科疾患，循環器疾患，肺疾患，耳鼻咽喉科疾患，眼科疾患，歯科領域疾患，婦人科疾患，精神疾患などさまざまである(表 2)．

表2　頚部痛をきたす疾患

1. 頚椎・頚髄疾患	変性疾患	頚椎症性神経根症，頚椎症性脊髄症，頚椎椎間板ヘルニア，頚椎後縦靱帯骨化症など
	腫瘍性疾患	頚椎・頚髄腫瘍，軸椎後方偽腫瘍など
	炎症性疾患	関節リウマチ，自己免疫疾患，強直性脊椎炎，化膿性脊椎炎，破壊性脊椎炎など
	出血性疾患	脊髄出血，硬膜外血腫など
	外傷性疾患	頚椎損傷，外傷後非器質性疼痛など
	その他	歯突起骨，環軸関節・後頭環椎不安定症など
2. 肩関節疾患		肩関節周囲炎，腱板断裂など
3. 末梢神経疾患		大後頭神経障害，胸郭出口症候群など
4. 神経内科疾患		脳血管障害，多発性硬化症，髄膜炎，帯状疱疹，パーキンソン病，痙性斜頚など
5. 循環器疾患・肺疾患		狭心症，心筋梗塞，胸部大動脈瘤，内頚・椎骨動脈疾患，胸膜炎，Pancoast 腫瘍など
6. 耳鼻咽喉科疾患		気管・咽頭疾患，副鼻腔炎，咽後膿瘍など
7. 眼科疾患		眼精疲労など
8. 歯科領域疾患		咬合不全，顎関節症，歯周病など
9. 婦人科疾患		更年期障害など
10. 精神疾患		うつ病，自律神経失調症，不安神経症，身体症状症および関連症群など
11. その他		crowned dens syndrome，石灰沈着性頚長筋膜炎，複合局所疼痛症候群，線維筋痛症など

2）慢性腰痛

腰痛は，本邦の「腰痛診療ガイドライン 2019」では，「体幹後面に存在し，第 12 肋骨と殿溝下端の間にある，少なくとも 1 日以上継続する痛み，片側，または両側の下肢に放散する痛みを伴う場合も，伴わない場合もある」と定義されている．有症期間によって，急性腰痛(発症からの期間が 4 週間未満)，亜急性腰痛(発症からの期間が 4 週間以上，3 か月未満)，慢性腰痛(発症からの期間が 3 か月以上)に大別される．

腰痛の原因は，脊椎とその周辺運動器由来，神経由来，内臓由来，血管由来，心因性など多岐にわたる(表 3)．

腰痛の起源は，筋・筋膜，椎間板，椎間関節，神経根などに由来する．

表3　腰痛の原因別分類

1）脊椎とその周辺運動器由来 脊椎腫瘍（原発性・転移性腫瘍など） 脊椎感染症 （化膿性椎間板炎・脊椎炎，脊椎カリエスなど） 脊椎外傷（椎体骨折など） 腰椎椎間板ヘルニア 腰部脊柱管狭窄症 腰椎分離すべり症 腰椎変性すべり症 代謝性疾患（骨粗鬆症，骨軟化症など） 脊柱変形（側弯症，後弯症，後側弯症） 非化膿性炎症性疾患 （強直性脊椎炎，乾癬性腰痛など） 脊柱靱帯骨化 筋・筋膜性 脊柱構成体の退行性病変 （椎間板性，椎間関節性など） 仙腸関節性 股関節性	2）神経由来 脊髄腫瘍，馬尾腫瘍など 3）内臓由来 腎尿路系疾患（腎結石，尿路結石， 腎盂腎炎など） 婦人科系疾患（子宮内膜症など） 妊娠 4）血管由来 腹部大動脈瘤 解離性大動脈瘤　など 5）心因性 うつ病 ヒステリー　など 6）その他

〔日本整形外科学会，他（監）：腰痛診療ガイドライン 2019，改訂第2版．p8，南江堂より許諾を得て転載〕

腰椎をとりまく傍脊柱筋のうち，深層筋とよばれる多裂筋や脊柱起立筋やその脊柱への付着部に対する機械的負荷が筋由来の腰痛の原因となる．椎間板では，線維輪破綻などを契機として，神経の椎間板内への侵入，疼痛関連物質の発現上昇，椎間板への機械的負荷などの機序を介して痛みが引き起こされる．椎間関節では，関節包やその周囲組織に侵害受容器が豊富に存在し，椎間関節への機械的負荷によって腰痛，殿部痛，大腿後面痛など起源となる椎間関節よりも広範囲に痛みが発生する．神経根では，脊柱管内や椎間孔において，神経根や後根神経節の機械的圧迫や炎症性物質の発現によって神経根由来の腰痛が惹起される．

3）診断と治療

頚部痛と腰痛の診断では，脊椎以外の重篤な疾患と重篤な脊椎疾患（腫瘍，炎症，骨折など）の鑑別が最も重要である．深刻な疾患を疑ういわゆる red flags を見逃さないように問診と診察を進める．頚部痛の red flags としては，骨折（外傷の既往，骨粗鬆症やステロイド使用歴），腫瘍（悪性

表 4　重篤な脊椎疾患の合併を疑うべき red flags（危険信号）

・発症年齢＜20 歳，または＞55 歳
・時間や活動性に関係のない腰痛
・胸部痛
・がん，ステロイド治療，HIV 感染*の既往
・栄養不良
・体重減少
・広範囲に及ぶ神経症状
・構築性脊柱変形
・発熱

＊HIV：Human Immunodeficiency Virus
〔日本整形外科学会，他（監）：腰痛診療ガイドライン 2019，改訂第 2 版．p23，南江堂より許諾を得て転載〕

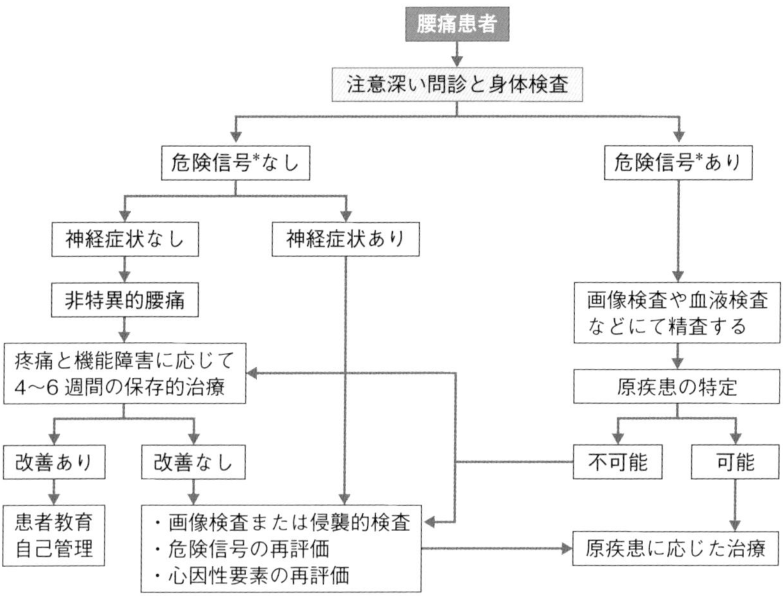

図 2　腰痛の診断手順
＊危険信号：表 4 参照
〔日本整形外科学会，他（監）：腰痛診療ガイドライン 2019，改訂第 2 版．p23，南江堂より許諾を得て転載〕

表5　痛みの慢性化や再発の要因になりうる yellow flags

1. 痛みに対する不適切な態度と信念(考え方)
   ・破局的思考，恐怖回避思考・行動が強い
2. 不適切な行動
   ・痛みに伴う安静，活動性の低下
   ・治療者，医療機器への依存
   ・不眠，喫煙
3. 補償の問題を抱えている
4. 医師側の不適切な診断や治療態度
   ・機能回復を目指す指導はなく安静の指示
   ・異なる診断名や説明を受けての混乱
   ・絶望感や恐怖をいだく診断名の告知
   ・受動的治療の継続と依存
   ・先進的な技術の治療への期待
   ・過去の治療への不満
   ・この仕事は負担がかかるからやめたほうがいいとの助言
5. 情緒的な問題
   ・不安・恐怖，抑うつ的，イライラして怒りっぽい
6. 家族の問題
   ・善意からではあるが過保護
   ・逆に無関心
7. 仕事の問題
   ・頚や腰に負担がかかる重労働
   ・仕事へのストレス，仕事への不満，やりがいのなさ，サポート不足，人間関係のストレス
   ・非協力的な職場環境
   ・不規則な勤務体制，過重労働
   ・職場復帰する際に，軽作業からはじめたりするなどの段階的な勤務時間を増やすことが許されない
   ・頚部痛や腰痛に対する会社側の対応で嫌な思いをしたことがある
   ・会社側の無関心

疾患の既往，原因不明の体重減少，50歳以上，治療への反応不良，嚥下困難・頭痛・嘔吐など)，感染症(感染徴候，感染の危険因子，薬物乱用など)，頭蓋内・脊髄出血(心臓血管症候，抗凝固薬使用)，内頚・椎骨動脈瘤(心血管危険因子，一過性虚血発作)，頚髄障害，および頚椎や頚部の手術の既往などがある．腰痛は，red flagsを有し重篤な脊椎疾患の可能性がある腰痛，神経症状を伴う腰痛，神経症状のない腰痛の3つにトリアージすることが勧められる(表4，図2)．そして，図2に示すような手順で診断を進めることが推奨されている．

痛みの慢性化や難治化のリスクとして，交通外傷や労働災害による被害者意識や疾病利得，回復を強いられる社会的ストレス，さらに破局的思考・うつや不安など心理社会的要因がある．痛みの回復を妨げ，再発や慢性化の要因になりうる心理社会的要因をyellow flagsとよぶ．想定される治癒期間を大きく逸脱したり，障害の程度に比して，症状の程度が強い場合など乖離を認める場合にはyellow flagsの存在を念頭に心理社会的要因の評価を行う(表5)．

表6　慢性頚部痛，慢性腰痛への治療アプローチ

1）生活指導	5）ブロック療法
2）薬物療法	6）手術療法
3）運動療法	7）脊髄刺激療法
4）認知行動療法	

慢性頚部痛や慢性腰痛では，単一の治療では効果が得られないことがあるため，複数の治療を組み合わせた多面的なアプローチが必要である（表6）．

参考文献

1）寒竹司，他：後頸部痛の病態からみた臨床解剖．脊椎脊髄 29：1021-1024，2016
2）Tanaka Y, et al：Cervical roots as origin of pain in the neck or scapular regions. Spine 31：E568-E573, 2006
3）日本整形外科学会：腰痛診療ガイドライン 2019，改訂第2版．南江堂，2019
4）菊地臣一：腰痛．医学書院，2003
5）松平浩，他：非特異的腰痛マネジメント―総論―．MB Orthop 30：7-16，2017

（二階堂琢也，紺野愼一）

3　神経障害性疼痛

神経障害性疼痛は，「体性感覚神経系に対する病変や疾病によって引き起こされる疼痛」と定義される．侵害受容性疼痛が，感覚神経末端の自由神経終末（侵害受容器）の有害刺激に対する興奮により発生するのに対し，神経障害性疼痛は，神経組織そのものの傷害や病変により引き起こされる．神経障害性疼痛は，しばしば慢性・難治性の臨床像を呈するが，脊椎疾患に伴う神経根性疼痛などのように比較的予後良好の疼痛も含まれることに留意すべきである．また，神経障害性疼痛は侵害受容性疼痛と併存し，混合性疼痛の臨床像を呈することがしばしばある．表7に末梢性神経障害性疼痛と中枢性神経障害性疼痛を列挙する※1．

※1　触覚や振動覚を伝達する後索路は末梢から視床まで1本のニューロンでつながっており，厳密には末梢神経障害と中枢神経障害は区別できない．

表7　神経障害性疼痛に含まれる疼痛疾患／病態

末梢性神経障害性疼痛	中枢性神経障害性疼痛
• 帯状疱疹後神経痛 • 有痛性糖尿病性神経障害 • 複合性局所疼痛症候群(CRPS) • 化学療法による神経障害 • HIV 感覚神経障害 • 腫瘍の浸潤による二次性神経障害 • 幻肢痛 • 三叉神経痛 • 急性 / 慢性炎症性の脱髄性多発神経根障害 • アルコール性神経障害 • 絞扼性末梢神経症(手根管症候群など) • 医原性神経障害(乳房切除術後疼痛, 開胸術後疼痛, failed back surgery syndrome など) • 特発性感覚性神経障害 • 放射線照射後神経叢障害 • 神経根障害 • 中毒性神経障害 • 外傷性末梢神経損傷後疼痛(有痛性神経腫など) • 腕神経叢引き抜き損傷後疼痛 • 舌咽神経痛 • 自己免疫性神経障害 • 慢性馬尾障害 • 多発性ニューロパチー(炎症性, 代謝性, 遺伝性など)	• 脳卒中後疼痛 • 外傷による脊髄損傷後疼痛 • 多発性硬化症疼痛 • 脊柱管狭窄による圧迫性脊髄症(頚椎症性脊髄症, 後縦靱帯骨化症など) • パーキンソン病疼痛 • HIV 脊髄症 • 虚血後脊髄症 • 放射線照射後脊髄症 / 放射線照射後脳症 • 脊髄空洞症 / 延髄空洞症 • 視床痛(視床出血・視床梗塞, 被殻出血など) • 延髄痛(Wallenberg 症候群など)

国際疼痛学会(IASP)は, 神経障害性疼痛診断のためのアルゴリズムを提示している(図3).

簡便に神経障害性疼痛の可能性を見極めることを目的に種々のスクリーニングツールが考案されている. ドイツで開発された PainDETECT は日本語版にも翻訳されており広く用いられている(図4).

神経障害性疼痛に対しては, 原則的に非ステロイド性抗炎症薬(non-steroidal anti-inflammatory drugs；NSAIDs)は無効である. ただし, 椎間板ヘルニアなどに伴う神経根性疼痛の急性期には, 炎症性メカニズムが関与しており, NSAIDs が有効な場合がある. また, 急性期の強い痛みには, 神経ブロック療法も考慮される.

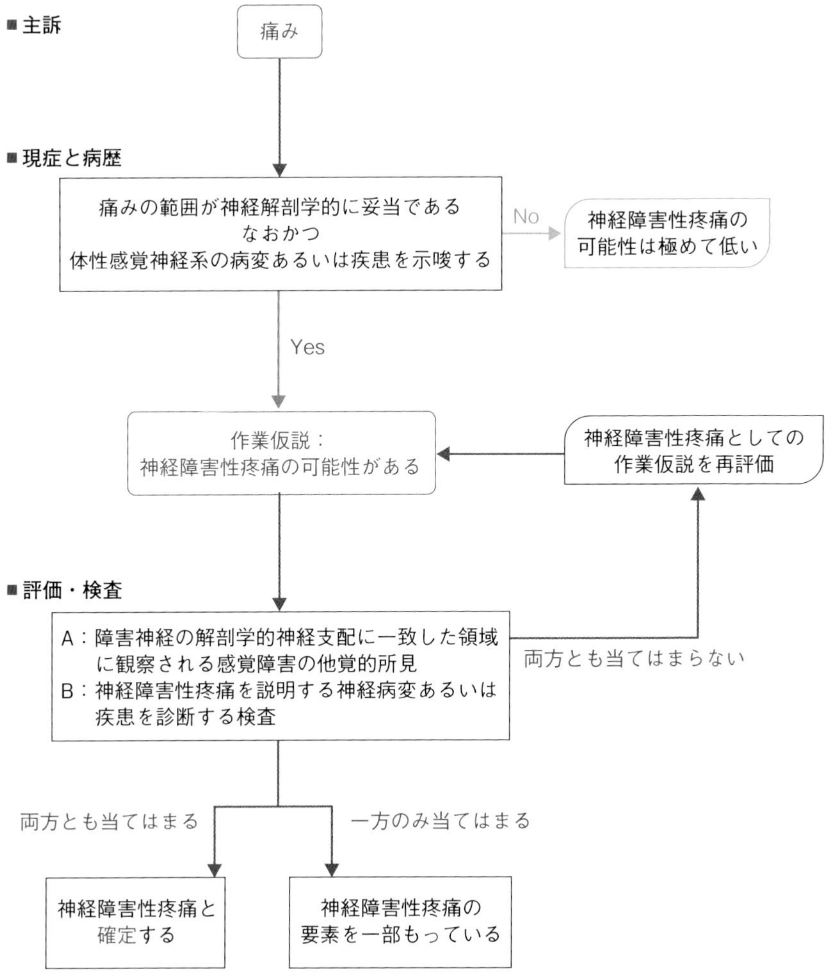

図3　神経障害性疼痛の診断アルゴリズム

（Treede RD, et al：Neuropathic pain：Redefinition and a grading system for clinical and research purposes. Neurology 70：1630-1635, 2008 より引用改変）

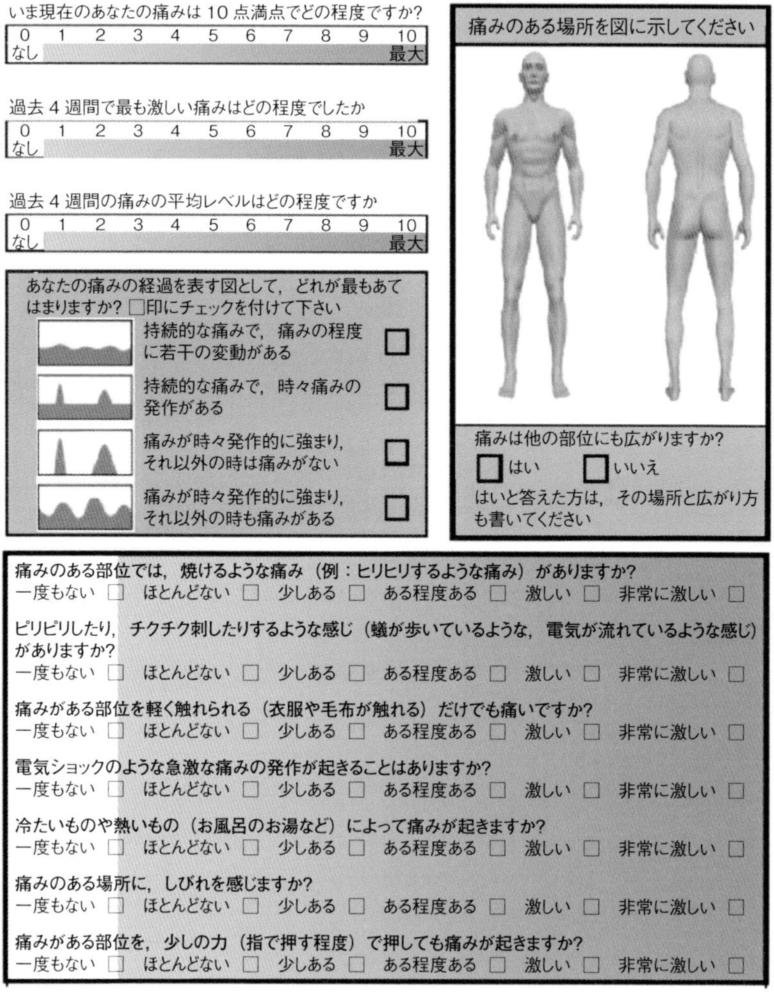

いま現在のあなたの痛みは 10 点満点でどの程度ですか?

0 1 2 3 4 5 6 7 8 9 10

なし　最大

過去 4 週間で最も激しい痛みはどの程度でしたか

0 1 2 3 4 5 6 7 8 9 10

なし　最大

過去 4 週間の痛みの平均レベルはどの程度ですか

0 1 2 3 4 5 6 7 8 9 10

なし　最大

あなたの痛みの経過を表す図として，どれが最もあてはまりますか? □印にチェックを付けて下さい

- 持続的な痛みで，痛みの程度に若干の変動がある □
- 持続的な痛みで，時々痛みの発作がある □
- 痛みが時々発作的に強まり，それ以外の時は痛みがない □
- 痛みが時々発作的に強まり，それ以外の時も痛みがある □

痛みのある場所を図に示してください

痛みは他の部位にも広がりますか?

□ はい　□ いいえ

はいと答えた方は，その場所と広がり方も書いてください

痛みのある部位では，焼けるような痛み（例：ヒリヒリするような痛み）がありますか?

一度もない □　ほとんどない □　少しある □　ある程度ある □　激しい □　非常に激しい □

ピリピリしたり，チクチク刺したりするような感じ（蟻が歩いているような，電気が流れているような感じ）がありますか?

一度もない □　ほとんどない □　少しある □　ある程度ある □　激しい □　非常に激しい □

痛みがある部位を軽く触れられる（衣服や毛布が触れる）だけでも痛いですか?

一度もない □　ほとんどない □　少しある □　ある程度ある □　激しい □　非常に激しい □

電気ショックのような急激な痛みの発作が起きることはありますか?

一度もない □　ほとんどない □　少しある □　ある程度ある □　激しい □　非常に激しい □

冷たいものや熱いもの（お風呂のお湯など）によって痛みが起きますか?

一度もない □　ほとんどない □　少しある □　ある程度ある □　激しい □　非常に激しい □

痛みのある場所に，しびれを感じますか?

一度もない □　ほとんどない □　少しある □　ある程度ある □　激しい □　非常に激しい □

痛みがある部位を，少しの力（指で押す程度）で押しても痛みが起きますか?

一度もない □　ほとんどない □　少しある □　ある程度ある □　激しい □　非常に激しい □

図 4　PainDETECT 日本語版

（Matsubayashi Y, et al：Validity and reliability of the Japanese version of the PainDETECT questionnaire；A multicenter observational study. PLoS One 8：e68013, 2013 より）

第 1 選択薬(複数の病態に対して有効性が確認されている薬物)

◇Ca^{2+}チャネル$\alpha_2\delta$リガンド
　プレガバリン，ガバペンチン
◇セロトニン・ノルアドレナリン再取り込み阻害薬
　デュロキセチン
◇三環系抗うつ薬(TCA)
　アミトリプチリン，ノルトリプチリン，イミプラミン

↓

第 2 選択薬(1 つの病態に対して有効性が確認されている薬物)

◇ワクシニアウイルス接種家兎炎症皮膚抽出液
◇トラマドール

↓

第 3 選択薬

◇オピオイド鎮痛薬
　フェンタニル，モルヒネ，オキシコドン，ブプレノルフィン，など

図 5　神経障害性疼痛の薬物療法アルゴリズム
〔日本ペインクリニック学会神経障害性疼痛薬物療法ガイドライン改訂版作成ワーキンググループ(編)：神経障害性疼痛薬物療法ガイドライン．改訂第 2 版．真興交易医書出版部，2016，p49，図 5 より転載〕

図 5 に日本ペインクリニック学会作成の「神経障害性疼痛薬物療法ガイドライン」に提示されている薬物療法アルゴリズムを示す※2．

参考文献

1) Sadosky A, et al：A review of the epidemiology of painful diabetic peripheral neuropathy, postherpetic neuralgia, and less commonly studied neuropathic pain conditions. Pain Pract 8：45-56, 2008
2) Yamashita T, et al：Prevalence of neuropathic pain in cases with chronic pain related to spinal disorders. J Orthop Sci 19：15-21, 2014
3) 日本ペインクリニック学会神経障害性疼痛薬物療法ガイドライン改訂版作成ワーキンググループ(編)：神経障害性疼痛薬物療法ガイドライン．改訂第 2 版．真興交易医書出版部，2016
4) Inoue S, et al：Prevalence and impact of chronic neuropathic pain on daily and social life. A

※2　「神経障害性疼痛薬物療法ガイドライン改訂第 2 版追補版」では「末梢性神経障害性疼痛の治療にあたって，ミロガバリンはプレガバリンと同様に使用できると考えている」と記載されている．

nationwide study in Japanese population. Eur J Pain 21：727-737, 2017
5) 井上真輔：脊髄由来のしびれ・痛み. 脊椎脊髄 30：598-603, 2017

（山下敏彦）

4 変形性関節症

関節軟骨をはじめとする関節構成体の変性疾患であり，中高年の多くが罹患する．関節軟骨の変性，破壊と，関節辺縁や軟骨下骨における骨の増殖性変化，滑膜炎などがみられ，症状として関節痛，関節水腫，可動域制限，変形をきたす．膝関節，股関節などの四肢荷重関節や，手指関節，脊椎によくみられる．

軟骨の変性として，初期には水分含有量が増加し軟化する．次いで関節軟骨基質破壊の進行に伴い表層が不整となり，細線維化や亀裂がみられるようになる．軟骨の厚みは次第に減少し，広範な軟骨消失が生じ軟骨下骨が露出する．荷重部では露出した軟骨下骨が硬化し象牙質化する．関節辺縁では軟骨細胞の増殖と骨棘形成が生じる．荷重部では骨硬化と tidemark の乱れを生じ，血管結合組織が侵入して骨嚢胞が生じる．また比較的軽度の非特異的な滑膜炎を生じる．急性期における侵害受容性疼痛に加え，慢性期には神経障害性疼痛の関与も報告されている．

参考文献

1) Yoshimura N, et al：Prevalence of knee osteoarthritis, lumbar spondylosis and osteoporosis in Japanese men and women：The Research on Osteoarthritis / osteoporosis Against Disability (ROAD) study. J Bone Miner Metab 27：620-628；2009
2) Yoshimura N, et al：Cohort Profile：Research on Osteoarthritis / osteoporosis Against Disability (ROAD) study. Int J Epidemiol 39：988-995；2010
3) 日本整形外科学会，他(監)：変形性股関節症診療ガイドライン．南江堂，2015
4) 内尾祐司(編)：ここが大事！ 下肢変形性関節症の外来診療．南江堂，2019

（坂井孝司）

5　慢性術後疼痛，慢性外傷後疼痛

2019年，約30年ぶりに改定された世界保健機関(World Health Organization；WHO)の国際疾病分類第11回改訂版(ICD-11)において，初めて病名として掲載された．そこには，外科的処置や熱傷を含む外傷後に痛みが発生するか痛みの強さが増し，治癒過程を超えて3か月以上持続する痛みであること，痛みが組織損傷部位周囲やそこを走行する神経の支配領域

表8　手術術式ごとの慢性術後疼痛の特徴

手術	特徴
切断術	四肢，乳房，舌，生殖器，直腸などの切断後に生じる．切断端に限局した神経障害性疼痛(慢性断端痛)と切断部の痛みがある．後者で，切断された四肢の痛みを幻肢痛という．断端痛では感覚異常を伴うことが多い．切断部の痛みでは切断部の感覚の残存を訴える．頻度は四肢切断後で30～85%，直腸切断後で8%程度．
脊椎手術	failed back syndromeともよばれる．腰下肢痛のほかに，下肢の感覚異常や運動障害を訴える者もある．脊椎管狭窄症や椎間板ヘルニアの外科治療後の成人だけでなく，若年者の側弯症手術後にも発症しうる．歩行に影響が及ぶことがあり，他の慢性疼痛よりも生活の質が大きく低下する患者がいる．強い痛みの頻度は10～15%．
開胸手術	側方切開または正中切開による開胸術後，切開部やドレーン挿入部の瘢痕周囲に生じる神経障害性疼痛を主体とする痛み．肋間神経の損傷が大きな要因といえる．体動時の痛みの悪化，感覚低下や感覚異常を伴うことが多い．成人での頻度は50%で，強い痛みの頻度は3～18%．小児での頻度は2%程度．
乳房手術	各種乳房手術後に発生しうる．創部瘢痕周囲の神経障害性疼痛が主体．体動による痛みの悪化や感覚異常を伴うものもある．前外側部の切開では同側腋窩部に痛みが生じることもある．乳房切断術後は，切断された乳房の感覚や痛みが残存することがある．頻度は25～60%，中等度以上の痛みの頻度は14%．
鼠径・大腿ヘルニア切開術	切開部周囲に生じる神経障害性疼痛が主体．性器や大腿部に放散することもある．これは腸骨下腹・腸骨鼠径神経や大腿神経の損傷によると推察される．頻度は20～30%．日常生活に影響が及ぶのは6～11%．成人に多く，乳幼児ではほとんどない．
子宮摘出術	下腹部深部中央の内臓骨盤痛と，下腹壁の創部周囲や大腿に放散する神経障害性疼痛がある．性交時痛を訴える者もある．帝王切開術の既往は危険因子の1つ．頻度は5～32%．中等度から強い痛みは約10%．
関節手術	膝や股関節置換術(形成術)後に生じることが多い．膝関節全置換術後の頻度は44～53%．強い痛みは15～19%．再置換術後の強い痛みは47%と多い．

(Schug SA, et al：IASP Taskforce for the Classification of Chronic Pain. The IASP classification of chronic pain for ICD-11：chronic postsurgical or posttraumatic pain. Pain 160：45-52, 2019より改変)

表 9　外傷の種類と慢性外傷後疼痛の特徴

外傷の種類	特徴
熱傷	あらゆる原因の熱傷後に生じる．熱によって損傷を受けた部位の神経組織に由来する神経障害性疼痛が主因で，感覚異常を伴うことが多い．頻度は 20～52％程度といわれるが，十分には検証されていない．
末梢神経損傷または中枢神経系損傷	外傷による末梢神経や中枢神経損傷後に生じる神経障害性疼痛を主体とする痛み．脳および脊髄損傷後の慢性疼痛も含まれる．
外傷性頚部症候群	むち打ち症ともよばれるもの．自動車事故，スポーツ事故，身体的虐待などによって頚部に急激な加速と減速が加わった結果生じる頭頚部の慢性疼痛．上肢のしびれを伴うことがある．
筋骨格損傷	筋肉，骨，関節の損傷後に発症する慢性疼痛．神経障害性疼痛を呈するのは 30％．四肢と脊椎に関係するものが多い．外傷性筋骨格損傷後の頻度は，受傷 4 か月後の時点での中等度から重度の痛みが 11％．
その他	上記に分類されない外傷後にも慢性疼痛が生じることがある．

(Schug SA, et al：IASP Taskforce for the Classification of Chronic Pain. The IASP classification of chronic pain for ICD-11：chronic postsurgical or posttraumatic pain. Pain 160：45-52, 2019 より改変)

に限局すること，がんの再発や感染など他の原因が除外されるもの，と記されている．手術や外傷前から痛みは存在していたが，その後に性質が変化したものや増強したものも含まれる．

組織損傷という点で手術と外傷は同様で，その後の治癒過程と比較して不釣り合いな痛みであることも，慢性術後疼痛と慢性外傷後疼痛は共通している．しかし，手術は麻酔下での医学的に秩序だった組織損傷であるのに対し，外傷は無麻酔下で突発的に秩序なく生じる組織損傷という違いがある．さらに，症状は手術や外傷の種類によっても異なる．ICD-11 では両者は 1 つの病名であるが，国際疼痛学会(International Association for the Study of Pain；IASP)の提言では細分化されている(表 8，9)．

6　複合性局所疼痛症候群(complex regional pain syndrome；CRPS)

IASP の診断基準は，①原因となる傷害と不釣り合いな強い持続痛，アロディニア，痛覚過敏，②病期のいずれかの時期に疼痛部位に浮腫，皮膚血液の変化，発汗異常のいずれかが存在，③上記症状を説明できるほかの原因がないこと，である．かつては，神経損傷が明らかではないものの，慢性疼痛が生じ，発赤，腫脹，発汗異常，軟部組織の萎縮などを伴うもの

表 10　2008 年厚生労働省研究班における CRPS のための判定指標(臨床用)

病期のいずれかの時期に，以下の自覚症状のうち 2 項目以上該当すること．ただし，それぞれの項目内のいずれかの症状を満たせばよい

1. 皮膚・爪・毛のうちいずれかに萎縮性変化
2. 関節可動域制限
3. 持続性ないしは不釣合いな痛み．しびれたような針で刺すような痛み(患者が自発的に述べる)，知覚過敏
4. 発汗の亢進ないし低下
5. 浮腫

診察時において，以下の他覚所見の項目を 2 項目以上該当すること

1. 皮膚・爪・毛のうちいずれかに萎縮性変化
2. 関節可動域制限
3. アロディニア(触刺激ないしは熱刺激による)ないしは痛覚過敏(ピンプリック)
4. 発汗の亢進ないし低下
5. 浮腫

CRPS 判定指標(研究用)ではそれぞれ上記 3 項目以上に該当すること．

但し書き 1：1994 年の IASP の CRPS 診断基準を満たし，複数の専門医が CRPS と分類することを妥当と判断した患者群と四肢の痛みを有する CRPS 以外の患者とを弁別する指標である．臨床用判定指標を用いることにより感度 82.6%，特異度 78.8% で判定でき，研究用判定指標により感度 59%，特異度 91.8% で判定できる．
但し書き 2：臨床用判定指標は，治療方針の決定，専門施設への紹介判断などに使用されることを目的として作成した．治療法の有効性の評価など，均一な患者群を対象とすることが望まれる場合には，研究用判定指標を採用されたい．外傷歴がある患者の遷延する症状が CRPS によるものであるかを判断する状況(補償や訴訟など)で使用するべきではない．また，重症度・後遺障害の有無の判定指標ではない．

〔日本ペインクリニック学会治療指針検討委員会(編)：ペインクリニック治療指針　改訂第 6 版．pp160-163，真興交易医書出版部，2019 より〕

を反射性交感神経性ジストロフィー(reflex sympathetic dystrophy；RSD)とよび，1 本の末梢神経やその分枝である比較的太い神経の損傷後に続く強い痛みと，RSD と似た痛み以外の症状を伴うものをカウザルギーとよぶ時期もあった．しかし 1994 年，IASP によってこれらは CRPS にまとめられ，RSD は CRPS typeⅠ，カウザルギーは CRPS typeⅡとされている．損傷部位に難治性の痛みが遷延する点では慢性術後疼痛/慢性外傷後疼痛と似るが，痛みが組織損傷と関連ある部位よりも広がることと，痛み以外の多彩な症状が出現，持続する点が大きな違いである．日本ペインクリニック学会は CRPS を，「1 つの疾患というよりはむしろ病態

表 11　CRPS の治療薬，神経インターベンショナル治療

薬物療法	
ステロイド	炎症機転が関与する症例では推奨される．
ビスホスホネート製剤	骨萎縮，痛み，浮腫，アロディニアの抑制効果あり．有効性を示す多くの RCT あり．
NSAIDs	炎症機転が関与する症例への投与は合理的．
抗うつ薬	有効性を示すエビデンスなし．うつ病合併，神経障害性疼痛には投与を検討．
Ca^{2+}チャネル $\alpha_2\delta$ リガンド	有効性のエビデンスは少ない．神経障害性疼痛が疑われる症例で投与を検討．
ワクシニアウイルス接種家兎炎症皮膚抽出物質	著効の報告あり．副作用少ない．
オピオイド鎮痛薬	トラマドールを除き，使用は勧められない．
ケタミン	十分なエビデンスは乏しい．
神経ブロックおよびインターベンション治療	
静脈内区域麻酔・局所静脈内ステロイド薬注入	急性期で浮腫が強いものに有効かもしれない．上肢では 1％リドカイン 20 mL，ベタメタゾン 6〜20 mg（症状によって増減）を 1 回投与量として投与．週 1〜2 回．
交感神経ブロック	星状神経節ブロック，胸部交感神経節ブロックは発症早期の上肢 CRPS への有効性が示されている．神経節ブロックが有効であれば，アルコールによる神経破壊や高周波熱凝固療法を考慮．下肢への腰部交感神経節ブロックは，エビデンスが乏しいが，実施を考慮してよい．
パルス高周波療法	末梢神経や星状神経節への有効性が示されている．安全性が高いので，施行を考慮してよい．
その他の神経ブロック	神経を直接穿刺するおそれがあるので，適応の判断と実施には細心の注意が必要である．硬膜外ブロックや末梢神経ブロックを，リハビリテーションと併用して用いてもよいが，通常は 2 か月以上継続しても無効な場合は中止する．

〔日本ペインクリニック学会治療指針検討委員会（編）：ペインクリニック治療指針　改訂第 6 版．pp160-163，真興交易医書出版部，2019 を参考に作成〕

とよぶべきものである」としている．痛みは神経障害性疼痛の症状が主体であるが，必ずしも末梢感覚神経の支配領域に一致するわけではないことが特徴である．痛みの程度は環境の変化や精神的ストレスで悪化することがある．痛み以外の感覚異常，皮膚軟部組織の異常，運動異常，局所の自律神経異常が出現し（表 10），それが一定の方向性，単一のパターンを示

すわけではないことも重要な特徴である．

治療は，神経障害性疼痛や炎症，浮腫に対する薬物療法，運動時痛を軽減させるための神経ブロック(表11)のほかに，痛み回避行動に対する教育や認知行動療法，機能回復のためのリハビリテーションなどを組み合わせた集学的治療が重要である．

参考文献

1) 住谷昌彦，他：幻肢痛の脳内メカニズム．日本ペインクリニック学会誌 17：1-10，2010
2) 一般社団法人日本ペインクリニック学会神経障害性疼痛薬物療法ガイドライン改訂版作成ワーキンググループ(編)：神経障害性疼痛の薬物療法．神経障害性疼痛薬物療法ガイドライン，改訂第2版．pp48-55，真興交易医書出版部，2016(http://minds4.jcqhc.or.jp/minds/Pharmacologic-management-of-neuropathic-pain/Pharmacologic-management-of-neuropathic-pain.pdf#view=Fit．でも閲覧可能．最終アクセス 2019 年 8 月 23 日)
3) 半場道子：慢性痛のサイエンス—脳から見た痛みの機序と治療戦略．pp 73-76，医学書院，2018
4) Schug SA, et al：IASP Taskforce for the Classification of Chronic Pain. The IASP classification of chronic pain for ICD-11：chronic postsurgical or posttraumatic pain. Pain 160：45-52, 2019
5) 日本ペインクリニック学会治療指針検討委員会(編)：ペインクリニック治療指針　改訂第6版．真興交易医書出版部，2019

(井上莊一郎)

7　頭痛

世界保健機関(World Health Organization；WHO)が行った診療実態に関する調査結果によると，頭痛はプライマリー・ケアで遭遇する神経症状の第1位であるため，頭痛についての幅広い知識は必要不可欠である．頭痛の診断は，国際頭痛分類第3版の診断基準に従って行われる．頭痛は大きく一次性頭痛と二次性頭痛に分けられる(図6)．一次性頭痛は，片頭痛，緊張型頭痛，三叉神経・自律神経性頭痛(群発頭痛)などで頭痛自体が疾患の頭痛である．二次性頭痛は，生命に危険な疾患であるくも膜下出血や脳梗塞，髄膜炎などの疾患が原因となり二次的に頭痛が起こる頭痛であり，特に見逃さないようにする．

マインドマップという思考ツールは，頭痛の診断プロセスを理解するために有用である．マインドマップによる頭痛の診断プロセスは，まず，発症形式別に分類していく(図7)．頭痛・発症形式の中央の図から枝が伸び，突然発症(1日以内)，急性発症(1週以内)，亜急性(不定)，慢性の4

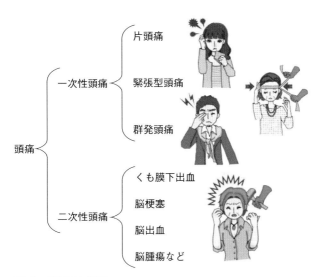

図6　頭痛の分類

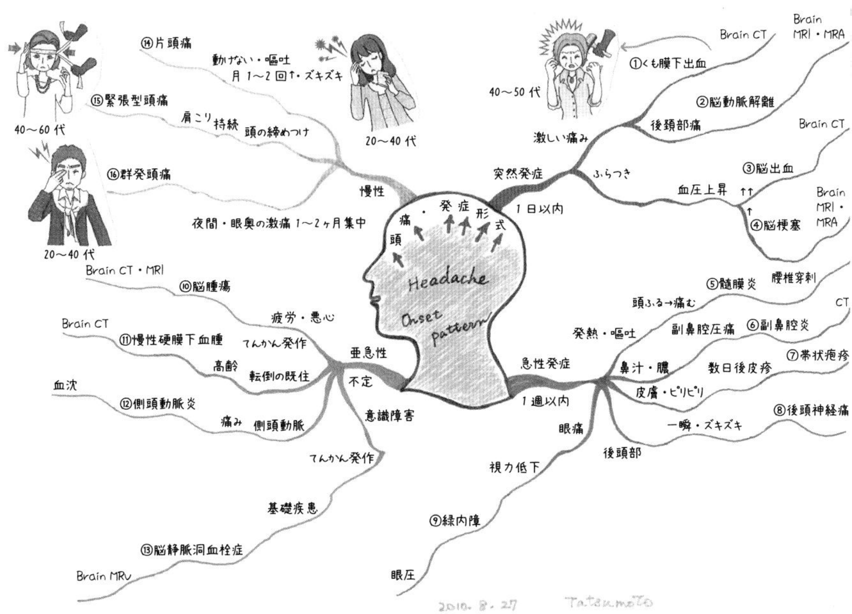

図7　頭痛の診断プロセス(マインドマップ)

(辰元宗人：Topics〔特別掲載〕マインドマップで診断しよう.「フックワード」から記憶をたどり診断へ. レジデントノート 12(16)：2890, 2011, 羊土社, 図2 頭痛のマインドマップより)

表 12 片頭痛の治療薬

病型分類		処方例		ポイント
		種類	一般名	
急性期治療	1)軽度の頭痛	NSAIDs	ロキソプロフェン 60 mg/回 ナプロキセン 300 mg/回	NSAIDsと鎮痛薬の連用時には6時間以上の間隔をあける. 軽度の頭痛であった場合，NSAIDsを処方することが多い.
		鎮痛薬	アセトアミノフェン 400 mg/回	妊娠中の場合は，アセトアミノフェンが第1選択薬となる.
	2)中等度～重度の頭痛	トリプタン	リザトリプタン 10 mg/回 エレトリプタン 20 mg/回	早期の効果を期待するときは，Tmaxの短いリザトリプタンを用いる.
	3)重度の頭痛	トリプタン	スマトリプタン点鼻 20 mg/回，点鼻 スマトリプタン皮下注 3 mg/回，自己注射	スマトリプタン点鼻は投与15分後には有効血中濃度に達して，注射より手軽に行える点が優れている. 片頭痛発作が重積に陥ると経口のトリプタンは効かないことがあり，その場合，スマトリプタン皮下注が奏効する.
	4)悪心・嘔吐時	制吐剤	メトクロプラミド 5 mg/回 ドンペリドン 10 mg/回	1)～3)のどの頭痛においても，併用することで悪心・嘔吐だけでなく，頭痛の程度の改善にも効果がある.
	5)月経時片頭痛	トリプタン(＋NSAIDs)	ナラトリプタン 2.5 mg/回 (＋ナプロキセン 300 mg/回)	月経時のように頭痛時間が長い場合には，半減期の長いナラトリプタンを使用する．ナラトリプタンは効果まで時間がかかるため，ナプロキセンを同時に服用することがある.
予防療法		Ca拮抗薬	ロメリジン 5 mg × 2回～/日	副作用が少ないため，使いやすい.
		抗てんかん薬	バルプロ酸 200 mg × 1回～/日	妊娠可能な女性には禁忌.
		抗うつ薬	アミトリプチリン 10 mg × 1回～/日 (就寝前)	アミトリプチリンは，副作用である口渇，眠気，めまいがよく起こるため少量(就寝前)から開始し増量していく.
		β遮断薬	インデラル 10 mg × 3回/日	β遮断薬なので，心不全や気管支喘息には禁忌. リザトリプタンとの併用も禁忌.

表 13　緊張型頭痛の治療薬

病型分類	処方例	
	種類	一般名
急性期治療	NSAIDs	ロキソプロフェン　60 mg/回 ナプロキセン　300 mg/回
	鎮痛薬	アセトアミノフェン　400 mg/回
予防療法	筋弛緩薬	チザニジン　3～6 mg/日 エペリゾン　150 mg/日
	抗うつ薬	アミトリプチリン　10 mg～/日

つに分けられる．そこから疾患の特徴である症状と検査のキーワードから診断を導く．

片頭痛は，主に頭の片側（こめかみ）に脈打つような拍動性の痛みが起こる疾患でひどくなると動けなくなって吐くこともある．頭痛は数時間から3日間持続し，発作は月に1～2回から週2回程度みられる．

治療は，急性期治療と予防療法に分けられる（表12）．

緊張型頭痛は，頭の両側に鈍い，締め付け感，圧迫感といった非拍動性の痛みが起こる疾患である．患者は，はちまきやヘアーバンド，帽子で頭を圧迫されるとか，頭や肩に重いものがのっているなどと訴える．緊張型頭痛の痛みは軽度から中等度で，同じ姿勢で長時間いると午後になって痛みが増悪するといった訴えが聞かれる．また，精神的に緊張したり，筋緊張が高まったりしても痛みが増悪することもある．緊張型頭痛は，反復性緊張型頭痛（稀発・頻発）と慢性緊張型頭痛の3つのタイプに分類される．

治療は，急性期治療と予防療法に分かれる（表13）．

参考文献

1) Sakai F, et al：Prevalence of migraine in Japan：national wide survey, Cephalalgia 17：15-22, 2001
2) Hadjikhani N, et al：Mechanisms of migraine aura revealed by functional MRI in human visual cortex. Proc Natl Acad Sci U S A 98：4687-4692, 2001
3) 慢性頭痛の診療ガイドライン作成委員会（編）：慢性頭痛の診療ガイドライン 2013，医学書院，pp1-349，2013
4) Noseda R, et al：Migraine pathophysiology：anatomy of the trigeminovascular pathway and associated neurological symptoms, cortical spreading depression sensitization, and modulation of pain. Pain 154：S44-53, 2013

5）日本頭痛学会・国際頭痛分類委員会（訳）：国際頭痛分類第 3 版．医学書院，pp1-280，2018

（辰元宗人，平田幸一）

8　顎関節症

顎関節症は，顎関節や咀嚼筋の疼痛，関節音，開口障害あるいは顎運動異常を主要症候とする障害の包括的診断名である．その病態は咀嚼筋痛障害，顎関節痛障害，顎関節円板障害および変形性顎関節症であると定義されている．顎関節症の疼痛は，臨床的に咀嚼筋に由来するものと顎関節に由来するものに分類されている．

表 14，表 15 に示すように，顎関節症様症状を引き起こす疾患や原因は多数あり，顎関節症以外の疾患の除外診断が必要となる．

顎関節症の症状は通常，自然寛解が見込め，経過は良好とされる．よって，複雑な咬合治療や外科治療のような侵襲的で不可逆的治療の早期使用は避けなければならない．基本的には，患者教育と自己管理を行う．過度な咀嚼，ガム咀嚼，大あくびなどの機能習慣や，クレンチング，ブラキシズム，舌突出，咬頬癖，不適切な寝相，物質咬癖，ある種（吹奏楽器やバ

表 14　顎関節・咀嚼筋の疾患あるいは障害

A．顎関節の疾患あるいは障害
　1．先天異常・発育異常：下顎骨関節突起欠損・発育不全・肥大，先天性二重下顎頭
　2．外傷：顎関節脱臼，骨折
　3．炎症：非感染性・感染性顎関節炎
　4．腫瘍および腫瘍類似疾患
　5．顎関節強直症：線維性，骨性
　6．上記に分類困難な顎関節疾患
B．咀嚼筋の疾患あるいは障害
　筋萎縮，筋肥大，筋炎，線維性拘縮，腫瘍，咀嚼筋腱・腱膜過形成症
C．顎関節症（顎関節・咀嚼筋の障害）
D．全身疾患に起因する顎関節・咀嚼筋の疾患あるいは障害
　1．自己免疫疾患（リウマチ性顎関節炎など）
　2．代謝性疾患（痛風性顎関節炎など）

〔一般社団法人日本顎関節学会：「顎関節症の概念（2013 年）」「顎関節症と鑑別を要する疾患あるいは障害（2014 年）」「顎関節・咀嚼筋の疾患あるいは障害（2014 年）」および「顎関節症の病態分類（2013 年）」の公表にあたって．日本顎関節学会雑誌 26：40-45，2014 より改変〕

表 15　顎関節症と鑑別を要する疾患，障害

顎関節・咀嚼筋の疾患あるいは障害以外の疾患
1. 頭蓋内疾患：出血，血腫，浮腫，感染，腫瘍，動静脈奇形，脳脊髄液減少症など
2. 隣接臓器の疾患：歯および歯周疾患，耳疾患，鼻・副鼻腔の疾患，咽頭の疾患，顎骨の疾患，その他の疾患(茎状突起過長症など)
3. 筋骨格系の疾患：筋ジストロフィーなど
4. 心臓・血管系の疾患：側頭動脈炎，虚血性心疾患など
5. 神経系の疾患：神経障害性疼痛，筋痛性脊髄炎，末梢神経炎，中枢神経疾患，破傷風など
6. 頭痛
7. 精神神経学的疾患
8. その他の全身性疾患：線維筋痛症，血液疾患，Ehlers-Danlos 症候群など

〔一般社団法人日本顎関節学会：「顎関節症の概念(2013 年)」「顎関節症と鑑別を要する疾患あるいは障害(2014 年)」「顎関節・咀嚼筋の疾患あるいは障害(2014 年)」および「顎関節症の病態分類(2013 年)」の公表にあたって．日本顎関節学会雑誌 26：40-45，2014 より改変〕

イオリンなど)の楽器演奏といった特殊な顎位を要する行動習慣を自覚させることが大切である．

文献

1) Grushka M, et al：Burning mouth syndrome. Am Fam Physician 65：615-620, 2002
2) Gurvits GE, et al：Burning mouth syndrome. World J Gastroenterol 19：665-672, 2013
3) Schiffman E, et al：Diagnostic Criteria for Temporomandibular Disorders（DC/TMD）for Clinical and Research Applications：recommendations of the International RDC/TMD Consortium Network* and Orofacial Pain Special Interest Group. J Oral Facial Pain Headache 28：6-27, 2014
4) 一般社団法人日本顎関節学会：「顎関節症の概念(2013 年)」「顎関節症と鑑別を要する疾患あるいは障害 2014 年)」「顎関節・咀嚼筋の疾患あるいは障害(2014 年)」および「顎関節症の病態分類(2013 年)」の公表にあたって．日本顎関節学会雑誌 26：40-45，2014
5) 日本口腔顔面痛学会：口腔顔面痛の診断と治療ガイドブック，第 2 版．pp165-171，医歯薬出版，2016
6) 日本頭痛学会：国際頭痛分類第 3 版．pp181-182，医学書院，2018
7) International Classification of Orofacial Pain, 1st edition（ICOP）. Cephalalgia 40(2)：129-221, 2020

（今村佳樹，岡田明子）

9　がん関連疼痛

がん患者に頻発する症状として全身倦怠感，食欲不振，痛み，便秘，不眠などがあげられる．なかでも痛みは，持続的で次第に増強することが多く，不眠や食欲低下などを引き起こす．そのため患者や家族を不安や恐怖

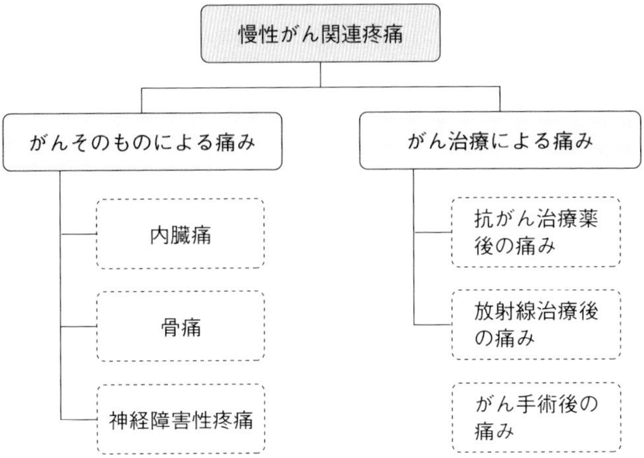

図8　慢性がん関連疼痛の分類

ICD-11では，慢性がん関連疼痛はがんそのものによる痛みと治療による痛みに分類される．ICD-11で「がん手術後の痛み」は，「ほかのすべての術後痛（all other postsurgical pain）」に組み込まれている．
（Bennett MI, et al：IASP Taskforce for the Classification of Chronic Pain：The IASP classification of chronic pain for ICD-11：chronic cancer-related pain. Pain 160：38-44, 2019より引用して改変）

に追い込み，苦痛を増大させる．がんによる痛みはquality of life（QOL）上重要な問題であり，最優先で対応すべき症状である．近年のがん治療の進歩に伴い，予後が延長してきており，がん関連疼痛は慢性疼痛の1つとして分類される．

ICD-11では，慢性がん関連疼痛（chronic cancer-related pain）をその原因により，原発がんや転移がんそのものによる痛み（chronic cancer pain）と，がんの治療（化学療法，手術，放射線治療）による痛み（chronic post-cancer treatment pain）に分類している（図8）．

がんの罹患率は上昇しており，本邦では生涯2人に1人ががんに罹患する．がん関連疼痛の有病率を調査した論文のメタ解析では，がん患者の53%ががん関連疼痛を有していることが明らかになっている．痛みを有する患者の1/3以上が中等度から強い痛みを有している．

WHO方式がん疼痛治療法は，どこでも誰でもできる治療戦略として作成され，世界各国で標準的ながん疼痛治療のガイドラインとして普及し，

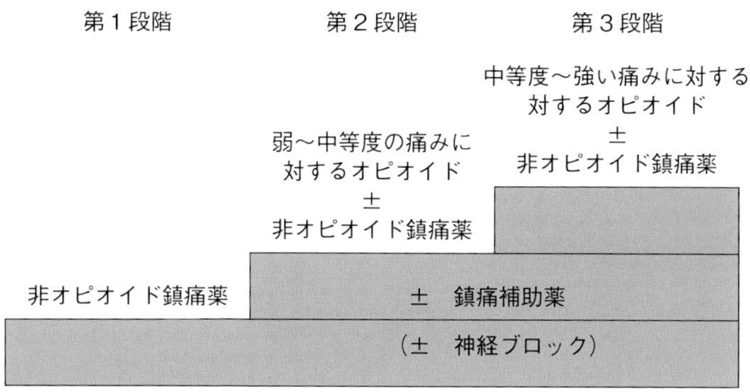

図9 WHO方式がん疼痛治療法での３段階ラダー

痛みの強さによって投薬方法を変更する一般的な考え方．個別の症例については，個々に詳細なアセスメントをして変えていく必要がある．

表16 WHO方式がん疼痛治療法で使用できる代表的な薬物

第１段階	非オピオイド	非ステロイド性抗炎症薬 アセトアミノフェン
第２段階	軽度から中等度の痛みに用いるオピオイド	コデイン トラマドール
第３段階	中等度から高度の痛みに用いるオピオイド	モルヒネ，ヒドロモルフォン，オキシコドン ブプレノルフィン，フェンタニル，メサドン*

＊メサドンはほかの中等度から高度の痛みに用いるオピオイドで鎮痛不十分な場合に切り替えて使用する．

がん患者の80％以上に有効であることが示されている．

鎮痛薬は患者の痛みを評価し，その強さに応じて決定する．WHO方式がん疼痛治療法の2018年改訂により，3段階除痛ラダーは治療原則から除外されたが，鎮痛薬選択の目安として掲載されている（図9）．表16に使用される鎮痛薬を示す．鎮痛補助薬や神経ブロックは必要に応じてどの段階であっても使用を考慮する．

参考文献

1）Zech DF, et al：Validation of World Health Organization Guidelines for cancer pain relief：a 10-year prospective study. Pain 63：65-76, 1995
2）Doughty PM, et al：Taxol-induced sensory disturbance is characterized by preferential impairment

of myelinated fiber function in cancer patients. Pain 109：132-142, 2004
3) Van den Beuken-van Everdingen MH, et al：Prevalence of pain in patients with cancer：a systematic review of the past 40 years. Ann Oncology 18：1437-1449, 2007
4) Jimenez-Andrade JM, et al：Bone cancer pain. Ann N Y Acad Sci 1198：173-181, 2010
5) 川股知之，他：がんにおける炎症性疼痛の発生機序とその対処法．ペインクリニック 37：1515-1522，2016
6) Bennett MI, et al：IASP Taskforce for the Classification of Chronic Pain：The IASP classification of chronic pain for ICD-11：chronic cancer-related pain. Pain 160：38-44, 2019

（川股知之）

3 特定の痛みの問題

1 子どもの痛み

子どもの痛みは，世界的にも過小評価され適切な痛み対応がされてこなかった分野であることから，国際疼痛学会では2019年は子どもを含めた弱者への痛み対応を最重要課題として掲げている．

具体的な痛み対応の基本は，痛みの訴えを聞く，加えて子どもの保護者に痛みについての情報を詳しく聞き，痛みの身体的要因と精神心理社会的要因の両者を評価し，それぞれの要因に基づいた痛み対応法を提供することが求められる．

子どもの慢性疼痛については疫学的データは限定的であり，医学の分野でも子どもの慢性疼痛は認知されずに過小評価されてきた領域の1つである．代表的な小児の慢性疼痛の疫学データは，2011年にKingらにより初めて報告された．その有病率は11～38%と高く，具体的には，頭痛，腹痛，腰痛，筋骨格系の痛みが多く，性別では女児に多く，加齢に伴って増加する特徴があることが指摘された．

子どもの慢性疼痛の評価は成人に比して難しい．しかし，5歳になるとフェイススケール(表情評価スケール)を用いた痛みの強さの評価に加えて，numerical rating scale(NRS)やvisual analogue scale(VAS)の評価も可能になる．同時に保護者に，子どもの機嫌，遊びへの影響，痛みの訴えの数，睡眠，食事，塾などの習いごとへの影響，学校生活への影響などを聴きとり，日常生活の支障度の評価を行うことが大切である．

子どもの慢性疼痛に対する対応に唯一無二の方法はない．痛みの対応の第1は，子どもならびに保護者との信頼関係の構築である．第2に詳細な情報収集である．子どもの痛みの発症時期，発症時前後の学校内や家庭内での出来事(特に両親の不仲，離婚，暴力など通常の診察では保護者が医療者に積極的に語らない内容)，生育歴について積極的に尋ねる必要がある．第3に痛みが生じてからの痛みへの対応法の確認，医療者から受けた痛みの原因や対応法についての説明内容の確認，そして最後に子どもならびに保護者の痛みのとらえ方と気がかりな点の把握である．これらに加えて，実施した検査結果と身体診察所見をあわせて，推定される具体的な痛みの身体的要因と心理社会的要因を見出し，それぞれに応じて，個別の痛み対応法を選択することになる．

参考文献

1) Woolf CJ：Evidence for a central component of post-injury pain hypersensitivity. Nature 306：686-668, 1983
2) Taddio A, et al：Effect of neonatal circumcision on pain response during subsequent routine vaccination. Lancet 349：599-603, 1997
3) Taddio A, et al：Reducing the pain of childhood vaccination：an evidence based clinical practice guideline (summary). CMAJ 14：1989-1995, 2010
4) King S, et al：The epidemiology of chronic pain in children and adolescents revisited：a systematic review. Pain 152：2729-2738, 2011
5) 加藤　実，他：慢性痛患者に対する集学的痛みセンターを中心とした地域医療連携―医師，メディカルスタッフの役割．ペインクリニック 40：437-447，2019

（加藤　実）

2　高齢者の痛み

高齢者の多くは痛みの原因となる疾患を複数有している．骨粗鬆症とそれに伴って生じる脆弱性脊椎骨折や大腿骨近位部骨折，活動性の低下などによって生じる筋量や筋力の低下であるサルコペニア(表1)，変形性関節症や変形性脊椎症などの運動器障害，脊椎症の一部で神経障害をきたす腰部脊柱管狭窄症や頚部脊髄症などがある(表2)．これらの痛みを引き起こす運動器疾患に加えて，高齢者では担がん患者も多い．内科的疾患，さらに高齢者うつが大きな障壁となる．運動器障害患者の activities daily living(ADL)障害をきたす要因では不安・うつが最も大きい因子であり，高齢，痛み強度などが続く．

痛みの診断は高齢者でも痛みの強度，頻度，性状など痛みのプロファイル，痛みが及ぼす ADL/quality of life(QOL)障害を評価するとともに，既往症や生活環境など患者の全体像を把握する必要がある．認知機能や理

表1　サルコペニアのアジア診断基準

歩行速度 0.8 m/秒以下
握力　男性 26 kg 未満
　　　女性 18 kg 未満
⇩
いずれか該当すれば筋量計測
⇩
男性 7.0 kg/m² 未満
女性 5.7 kg/m² 未満(BIA)
　　5.4 kg/m² 未満(DXA)　　であればサルコペニア

(Chen LK, et al. Sarcopenia in Asia：consensus report of the Asian Working Group for Sarcopenia. J Am Med Dir Assoc 15：95-101, 2014 より)

表2　高齢者の痛みの要因となる主な運動器障害

• 骨粗鬆症	1,280 万人＊1
• サルコペニア	271 万人＊2
• 変形性膝関節症	2,530 万人＊3
• 変形性腰椎症	3,790 万人＊3
• 腰部脊柱管狭窄症	580 万人＊4

＊1：骨粗鬆症の予防と治療ガイドライン作成委員会：骨粗鬆症の予防と治療ガイドライン 2015 年版，p4，ライフサイエンス出版，2015
＊2：下方浩史，他：サルコペニア・フレイルの長期縦断疫学研究．体力科学 66(1)；p33，2017．
＊3：Yoshimura N, et al：Prevalence of knee osteoarthritis, lumbar spondylosis, and osteoporosis in Japanese men and women：the research on osteoarthritis/osteoporosis against disability study. J Bone Miner Metab 27：620-628, 2009
＊4：石元優々，他：腰部脊柱管狭窄症の疫学．整災外科 57：1365-1368，2014

解力が乏しい場合もあり，たとえば調査票では文言の平易化や書体の工夫を心掛ける．痛み強度ではフェイススケールを使用してもよい．活動度の変化や食欲不振や睡眠障害，せん妄の有無などは家人や介助者からの情報を積極的に活用する．

単なる加齢性の病態以外の大きな病態のみられることも多く，高齢者でも痛みの原因となる疾患を診断することが重要である．

高齢者の痛み治療ではリハビリテーションが最も重要であるが，薬物治療により痛みを緩和することを前提とする．また高齢者であっても痛みの病態を把握することが重要である．急性の痛みであれば，生理的な痛みであり原因疾患の鎮静化とともに痛みが軽減することが多い．慢性疼痛であっても痛みに対する薬物治療とともに原疾患への治療も行う．併存疾患を多く有することの多い高齢者はリハビリテーション，薬物治療，侵襲的治療いずれにも制約があることが多いことに留意しながら治療方針を探っていく．

参考文献

1) Fried LP, et al：Frailty in older adults：evidence for a phenotype. J Gerontol A Biol Sci Med Sci 56：M146-156, 2001
2) American Geriatrics Society Panel on Pharmacological Management of Persistent Pain in Older Persons：Pharmacological management of persistent pain in older persons. J Am Geriatr Soc 57：1331-1346, 2009
3) Nakamura M, et al：Prevalence and characteristics of chronic musculoskeletal pain in Japan. J Orthop Sci 16：424-432, 2011
4) Nakamura K：The concept and treatment of locomotive syndrome：its acceptance and spread in Japan. J Orthop Sci 16：489-491, 2011
5) Stamm TA, et al：Impairment in the activities of daily living in older adults with and without osteoporosis, osteoarthritis and chronic back pain：a secondary analysis of population-based health survey data. BMC Musculoskelet Disord 17：139, 2016

（竹下克志）

3　薬物などの依存と乱用

薬物（オピオイドを含む）に関する不適切使用や依存の問題は，過去においては法律用語としての「（薬物）中毒」という言葉でよばれてきたが，医学的には「中毒」と「依存」とに関係はなく，法律用語と医学的な用語には乖離がある．そして，近年では薬物依存という概念が確立しているため，薬物乱用，薬物依存，薬物中毒の 3 つの概念を区別して考える必要がある．

決められたルールから逸脱する「行為」自体が「乱用」である．乱用は処罰の対象となるだけでなく，図 1 のように薬物乱用が薬物依存や薬物中毒に移行する可能性があるため，注意が必要である．薬物に関する問題を予防するためには薬物乱用防止のための適切な教育を行い，乱用を起こさせないことが重要である．

薬物依存とは薬物乱用を繰り返すことで生じる，薬物に対するコントロールを失った「状態」を表す言葉である．

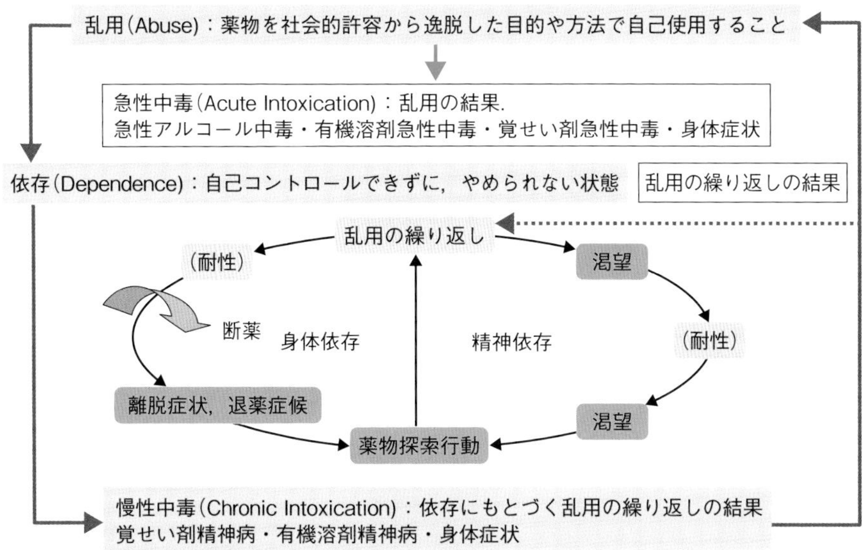

図1　**薬物乱用・薬物依存・薬物中毒の関係**

（厚生労働省ホームページより）

薬物依存は身体依存と精神依存に分けて考える必要がある．身体依存は「順応」，精神依存は「渇望」として理解されている．

痛みの治療薬として用いられるオピオイド鎮痛薬の場合，オピオイドの神経系抑制作用に抗するため代償機能として興奮系の神経が活性化した状態で平衡となる．その状態でオピオイドの血中濃度が急激に低下すると，神経抑制作用が消失し自律神経系と中枢神経系の興奮作用が出現するため，下痢，鼻漏，発汗など感冒類似の自律神経症状が退薬症候として出現する．慢性疼痛に対するオピオイド鎮痛薬による治療が長期化した場合には身体依存が生じていると考えて対応する必要がある．

薬物中毒とは，薬物を大量摂取し血中濃度が中毒量に達した結果，短時間に生体機能が障害され致死的状態に陥ることである．薬物依存患者では，常軌を逸した行動や薬物乱用によって急性薬物中毒に至ることがある．

オピオイド鎮痛薬では，縮瞳，紅潮，鎮静，いびき，呼吸抑制，チアノーゼ，ミオクローヌス，興奮，錯乱，幻覚，悪夢などで，重篤な症状としては，血圧低下，徐脈，昏睡，けいれん，低体温などの症状が出現する．オピオイドの急性中毒と判断した場合はμオピオイド受容体拮抗薬(ナロキソン塩酸塩)を投与する．症状が重篤な場合には心肺蘇生を行う．

参考文献

1) 厚生労働省ホームページ　https://www.mhlw.go.jp/index.html
2) 厚生労働省メンタルヘルスホームページ　https://www.mhlw.go.jp/kokoro/index.html
3) 国立精神・神経医療研究センター精神保健研究所薬物依存研究部ホームページ　https://www.ncnp.go.jp/nimh/yakubutsu/index.html
4) 日本緩和医療学会　緩和医療ガイドライン委員会(編)：がん疼痛の薬物療法に関するガイドライン 2014 年版，金原出版，2014
5) 日本ペインクリニック学会　非がん性慢性疼痛に対するオピオイド鎮痛薬処方ガイドライン作成ワーキンググループ(編)：非がん性慢性疼痛に対するオピオイド鎮痛薬処方ガイドライン，改訂第 2 版．真興交易医書出版部，2017

(木村嘉之，山口重樹)

第 IV 編

痛みの評価と治療

1 評価

1 痛みの多面的評価

痛みは，感覚的側面に加え情動・認知的側面をもち，さらに社会的要因により修飾を受けやすい．したがって，痛みの評価においては，このような痛みの多面性を理解したうえで，包括的な評価が必要である．

痛みの強度の評価としては，

- 視覚的アナログスケール(visual analogue scale；VAS)
- 数値評価スケール(numerical rating scale；NRS)
- 語句評価スケール(verbal rating scale；VRS)
- 表情評価スケール(face rating scale；FRS)

などが用いられる．VASは100 mmの直線を示し，左端を「全く痛みがない」，右端を「今まで経験したなかで最も痛く，耐え難い痛み」とし，現在の痛みを指し示す方法で，左端からの距離(mm)を表記する．NRSは「痛みなし」を0，「耐えられない痛み」を10とし，痛みの程度を11段階で評価する．VRSは0を「痛みなし」，1を「わずかに痛みあり」，2を「痛みあり」，3を「強い痛み」などのように定義し，現在の痛みを選択してもらう．FRSは痛みを表す表情の絵を用いて評価する方法であり，VASやNRSでの回答が難しい，小児や高齢者に使用されることがある．

同じ強度の痛みであっても，ズキズキする，チクチクする，締め付けられる，などその性質は異なる．こういった痛みの性状・性質を評価する方法として，

- マクギル疼痛質問票(McGill Pain Questionnaire；MPQ)
- マクギル疼痛質問票簡易版(Short-Form MPQ；SF-MPQ)

- SF-MPQ-2（神経障害性疼痛を反映する表現を追加）
- PainDETECT，DN-4（神経障害性疼痛に関するスクリーニングツール）

などが日本語に翻訳され広く使用されている．その他，痛みの性質を表現する，

- メタファー（比喩表現，例：「針で刺すような」，「焼けるような」，「うずくような」など）
- オノマトペ（擬音語，例：「ズキズキ」，「チクチク」，「ズーン」など）

とともに痛みの増悪または軽減を併記しておくとよい．

痛みのなかでも特に慢性疼痛の診療では，痛みの多面的評価が重要であり，痛みそのものだけでなく，身体機能として身体パフォーマンスと活動量，ADL，QOL のほか社会的要因についても評価する必要がある．また，治療目標を設定するにあたり，患者のライフスタイルや生活における役割，患者を取り巻く社会環境などの情報は有益である．

痛みにより身体パフォーマンスがどの程度障害されているかについて，筋力や関節可動域，バランス能力，歩行能力などを評価する．バランス能力の評価には片脚立位時間や functional reach test（FR）（図 1），歩行・移動能力には timed up & go test（TUG）（図 2）が用いられる．高齢者の転倒リスクのカットオフ値は片脚立位が開眼で 5 秒，FR が 15.2 cm，TUG が 13.5 秒といわれている．また，運動耐容能の評価として用いられる 6 分間歩行テスト（6 minute walk test；6MWT）は高齢者の筋力やバランス能力，QOL と相関することが報告されている．

痛み関連機能障害の評価指標には，

- 疼痛生活障害評価尺度（pain disability assessment scale；PDAS）
- pain disability index（PDI）
- 簡易疼痛調査用紙（brief pain inventory；BPI）

などがある．PDAS は慢性疼痛患者の身体運動，移動能力の障害程度を評価する指標で，「腰を使う活動」，「日常生活活動」，「社会生活活動」の 3 因子について，0〔この活動を行うのに全く困難（苦痛）はない〕～3（この活

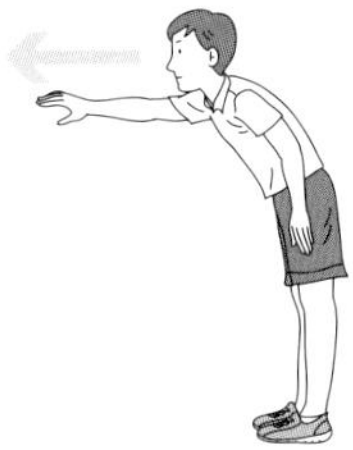

図1　functional reach test (FR)

立位で支持基底面を保ちながら前方へリーチできる最大距離

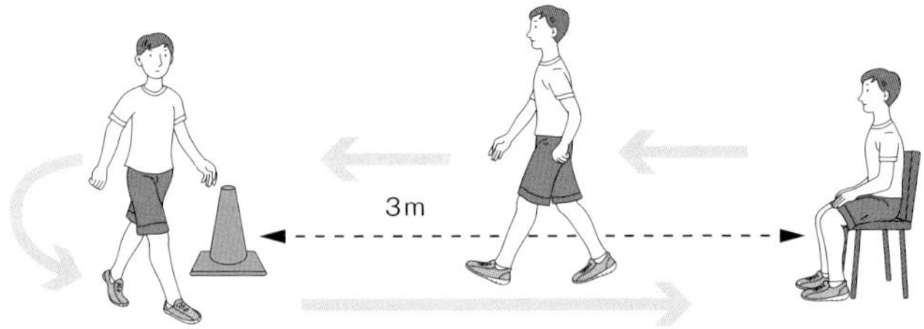

図2　timed up & go test（TUG）

椅子から立ち上がり3m歩行し，方向転換後3m歩行して戻り，椅子に座るまでの時間

動は苦痛が強くて私には行えない）の4段階で回答するもので，カットオフは10点とされている．PDIは「家庭生活」，「レクリエーション」，「社会活動」，「仕事」，「性生活」，「セルフケア」，「生命維持活動」の7項目で構成され，ADLとQOLの障害度を評価する．BPIは，痛みの程度や痛みにより障害される気分や行動について10段階で評価する．いずれの評価指標も点数が高いほど機能障害が重度であることを示す．また，表1に示すように各疾患に対応した機能障害評価指標もある．

疼痛領域で頻用されるQOLの質問票として，

- short-form 36-item health survey（SF-36）
- SF-36 v2
- EuroQol 5-Dimension（EQ-5D）

がある．SF-36は包括的な健康関連QOLの尺度で，「身体機能」，「日常役割機能（身体）」，「体の痛み」，「全体的健康感」，「活力」，「社会生活機能」，「日常役割機能（精神）」，「心の健康」の8つの健康概念について36項目の質問からなり，得点が高いほど健康関連のQOLが高いことを示す．また，SF-36 v2には国民標準値が設定されており，比較対応が可能である．EQ-5DはEuroQol Groupにより開発された質問票で「移動の程度」，「身の回りの管理」，「普段の活動」，「痛み / 不快感」，「不安 / ふさぎこみ」の5項目からなり，死亡＝0，完全な健康＝1として効用値を換算表から計算することができる．

表1　機能障害の疾患特異的評価指標(評価票)

疾患	評価指標(評価票)
腰痛	日本整形外科学会腰痛疾患質問票(JOABPEQ) Roland-Morris disability questionnaire(RDQ) Oswestry disability index(ODI)
頚部痛	neck disability index(NDI)
頚髄症	日本整形外科学会頚部脊髄症評価質問票(JOACMEQ)
膝関節症	日本語版変形性膝関節症機能評価尺度(JKOM) Western Ontario and McMaster universities osteoarthritis index(WOMAC)
がん関連疼痛	Support Team Assessment Schedule 日本語版(STAS-J)

社会支援の状況は慢性疼痛に影響を及ぼす．最も身近な社会支援として家族のサポートがあげられることから，家族構成やその関係性，キーパーソンとなる家族の存在を把握する必要がある．家族のサポートが得られない場合は，それに代わるサポート機能の存在や社会サービスの利用状況についても確認する．逆に，支援過多や社会支援が疾病利得(報酬)となって痛みの増悪・強化因子になる可能性も理解しておかなければならない．

余暇活動による社会支援はストレス管理に有効な手段であることから，趣味の有無やそれを通した社会参加についても確認をする．

慢性疼痛と社会的地位・立場には関連があるという報告がある．また，プレゼンティーズム(疾病就業．職務遂行能力が低下している状態)の原因として痛みがあげられている．痛みが就業に影響している場合は，治療目標の1つが復職，就業環境・スタイルの改善になることから，仕事内容や環境，職場の人間関係などについても情報を得ておくとよい．

参考文献

1) 城由起子，松原貴子：痛みの評価．Pain Rehabilitation 5(1)：18-21，2015
2) Lars Arendt-Nielsen, et al：Pain in the Joints. pp117-137, Wolters Kluwer, IASP, 2016
3) 北原雅樹，他：痛みの診察．日本疼痛学会(編)：痛みの集学的診療：痛みの教育コアカリキュラム．pp67-74，真興交易(株)医書出版部，2016
4) 沖田実，松原貴子(編著)：ペインリハビリテーション入門．pp38-62，三輪書店，2019
5) 日本理学療法士協会：身体虚弱(高齢者)理学療法診療ガイドライン．http://www.japanpt.or.jp/upload/jspt/obj/files/guideline/19_physical_vulnerability.pdf　(2019年7月1日アクセス)

(松原貴子，城由起子，尾張慶子)

2　身体的機能評価

さまざまな領域の疾患で疼痛が主訴となることが多い．身体的機能評価を考えるうえでバイオメカニクスの観点から，疼痛原因となる背景を検索することが重要である．

特に疾患率の高い変形性膝関節症（osteoarthritis；OA）について述べる．視診，触診，徒手検査を用いて，膝OAに特徴的な身体所見の総合的評価が重要である．膝OAでは関節裂隙の狭小化や骨棘形成などに伴い，多くの症例で膝関節の内反変形が認められる．歩容では，初期には疼痛のため膝関節を完全伸展した荷重歩行ができず，疼痛回避歩行が認められる．進行期には靱帯や関節包の弛緩により関節不安定性が生じ，荷重歩行時に膝が外方へ移動する側方動揺性（lateral thrust）が認められる．膝蓋跳動を認める腫脹は関節内の液体貯留を示す所見で，膝窩部の腫脹は膝窩嚢腫（Baker嚢腫）の存在を示唆する．炎症に伴う関節包の肥厚などで関節全体の腫脹が認められることもあるが，強い熱感や発赤を伴う場合には，化膿性膝関節炎や痛風，偽痛風などの炎症性疾患の合併を疑う．大腿骨または脛骨の顆部に圧痛を認める場合は，特発性骨壊死や脆弱性骨折の合併を認めることがあり，注意を要する．関節可動域測定（range of motion；ROM）は膝OAに伴う伸展，屈曲制限の評価に用いられる．膝OAの初期には屈曲制限が起こりやすく，進行すると伸展制限が生じるとされる．また合併する靱帯の損傷，弛緩の評価法として，前方引き出しテスト（前十字靱帯），後方引き出しテスト（後十字靱帯），Lachmanテスト（前十字靱帯），Nテスト（前十字靱帯），内反ストレステスト（外側側副靱帯），外反ストレステスト（内側側副靱帯）などが行われる．半月板損傷の検査としては，McMurrayテスト，Apleyテストなどが一般に行われる．

脊椎疾患以外（大動脈解離，帯状疱疹，尿路結石，胃十二指腸潰瘍，胆石症，骨盤腹膜炎）による腰痛を鑑別する．重篤な脊椎疾患（腫瘍，炎症，骨折）を見逃さないことが特に重要である．これらの疾患は身体的機能を著しく損ねる．腰痛の問診では発症以前の症状と治療歴や治療効果だけでなく，痛みの部位や症状の頻度，痛みの持続期間などを聞き，脊椎以外の内科的疾患由来の腰痛の可能性についても考慮し，重篤な脊椎疾患が疑われる場合は画像診断を行うとともに専門医への適切なコンサルトを検討す

表2　腰痛における疼痛部位と鑑別疾患

	疼痛部位	考えられる所見	考えられる原因
機械的腰痛	• 急性かつ繰り返す腰痛 • 時に殿部・大腿まで放散するが下腿には放散しない • 痛みは時に体動や重量物挙上で増悪するが休息で軽快 • 通常，痛みにより脊柱の動きは制限される．10～40歳台に多い	• 局所の圧痛・筋攣縮 • 体動時腰背部痛 • 正常な腰椎前弯の消失(運動，感覚，深部腱反射は正常) • 骨粗鬆症患者では胸椎後弯，棘突起上の叩打痛など	• 明らかな原因は定かでないことも多い(非特異的腰痛) • 椎間板変性が原因であることも多い • 分離症やすべり症のような先天的障害の割合は低い • 高齢女性やステロイド投与患者では骨粗鬆症による椎体骨折の可能性も考える
放散痛を伴う腰痛	• 神経根由来の腰下肢放散痛 • 坐骨神経痛はデルマトームに従う形で両側の膝下に及び，しびれや痛み，筋力低下などを伴う • 痛みは前後屈やくしゃみ，咳嗽などの体動に伴い増悪	SLRテストでの下肢痛，坐骨神経部の圧痛，デルマトームに沿う知覚の減弱，局所の筋力低下や筋萎縮，腱反射消失(特に足関節の運動機能低下) • 単根障害ではデルマトームに沿う変化や腱反射の変化はみられないこともある	• 椎間板ヘルニア：50歳以下の腰下肢痛では最も多く，L5もしくはS1神経根由来のことが多い • 脊髄腫瘍や膿瘍も否定できないが割合は低い．下肢痛がない場合よりも神経学的所見を生じることが多い
脊柱管狭窄由来の腰下肢痛	• 歩行により増悪 • 前屈や坐位で改善する Chronic persistent low back stiffness 夜間痛，休息により緩和しない腰痛	姿勢は全般的に前屈傾向となる．筋力低下や下肢の腱反射低下 正常の腰椎前弯の消失，筋攣縮，前後屈可動域の減少．脊柱の後弯変形 体重減少のエピソードや局所の圧痛など	腰部脊柱管狭窄症．変性椎間板や脊柱変形により脊柱管が狭窄．60歳以上の腰下肢痛では最多である． 若年男性では強直性脊椎炎や慢性多関節炎が最多．DISHは中年期以降の男性に多い 転移性脊椎腫瘍(特に前立腺がん，乳がん，肺がん，甲状腺がん，腎臓がん，多発性骨髄腫など)

SLR：straight leg raising，DISH：diffuse idiopathic skeletal hyperostosis.
(Lynn S, et al：The musculoskeletal system. BATE'S Guide to Physical Examination and History Taking. 8th ed. p522, Lippincott Williams & Wilkins, Philadelphia, 2003 より引用)

る．表2に，理学所見を中心とした腰痛の鑑別疾患について示す．

腰椎由来の神経症状に特徴的な徒手検査は，下肢伸展挙上テスト(straight leg raising test；SLRT)，大腿神経伸展テスト(femoral nerve stretching test；FNST)がある．下肢伸展挙上テストは仰臥位で，膝を伸

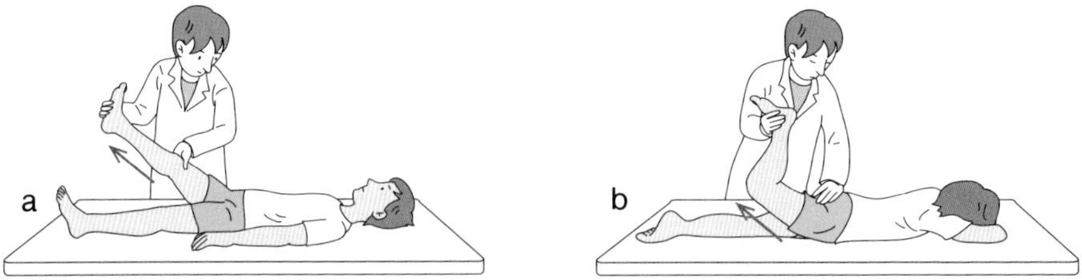

図 3　腰椎由来の神経症状の特徴的な徒手検査

a：下肢伸展挙上テスト．患側を挙上すると坐骨神経領域に痛みが放散．
b：大腿神経伸展テスト．患側を伸展すると大腿神経領域に痛みが放散．これらは身体機能評価の典型例である．

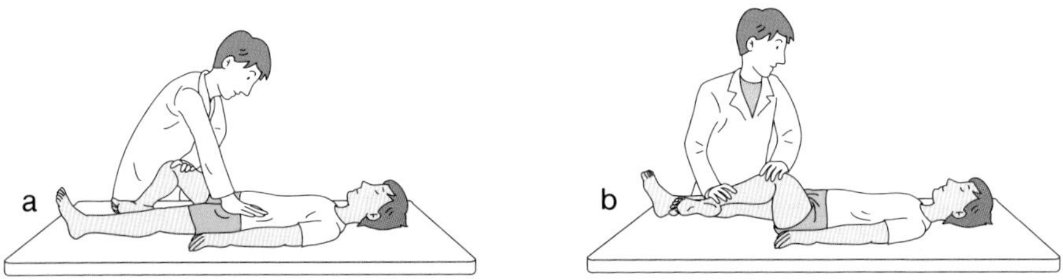

図 4　腰椎由来の神経症状の鑑別

a：Patrick test．股関節に疼痛誘発．b：Freiberg test．殿部に疼痛誘発．これは梨状筋による坐骨神経障害で陽性となり，脊椎由来の神経症状ではない．

ばした状態で，下肢をゆっくり 90° か痛みが現れる位置まで挙上(屈曲)する(図 3a)．大腿神経伸展テストは腹臥位で，股関節を伸展する(図 3b)．下位の神経根症状(L5，S1)の場合は，下肢伸展挙上テストが陽性，上位の神経根症状(L3，4)の場合は大腿神経伸展テストが陽性になる．

腰椎由来の神経症状の鑑別として次の 2 つが重要である．

Patrick test(股関節疾患の鑑別)：診察台の上に仰臥位をとらせ，患側足部を反対側の膝上に置かせる(患側の股関節は屈曲，外転，外旋位)．一方の手を患者の膝関節に置き，他方の手を対側の腸骨にあてて，可動域を広げる．股関節に疼痛が誘発できるとき，股関節疾患の診断となる(図 4a)．

Freiberg test(梨状筋症候群の鑑別)：仰臥位とし股関節を 90° ～100° くらいに屈曲し，90° 膝を屈曲し大腿骨を内旋する．殿部や殿部から下肢に痛みやしびれを訴えたら陽性で，梨状筋症候群(殿部に限局した神経痛)の診断となる(図 4b).

参考文献

1) Insall JN：Examination of the knee. In Insall JN(ed)：Surgery of the Knee. Churchill Livingstone, New York. 1984
2) 佐藤光三：脊椎骨粗鬆症における椎体骨折と腰背痛．脊椎脊髄 4：713-719，1991
3) 矢吹省司，他：高齢者の膝内側部痛―関節内注射と神経根ブロックによる検討．臨整外 33：1381-1385，1998
4) Lynn S, et al：The musculoskeletal system. BATE'S Guide to Physical Examination and History Taking. 8th ed. p522, Lippincott Williams & Wilkins, Philadelphia, 2003
5) 王寺亨子．他(編)：膝の痛みクリニカルプラクティス．pp224-232．中山書店，2010
6) 腰痛診療ガイドライン策定委員会　腰痛診療ガイドライン 2019．pp26-27，南江堂，2019

(大鳥精司，折田純久)

2 治療

1 薬物療法

1）非ステロイド性抗炎症薬，解熱薬，オピオイド

ⓐ 非ステロイド性抗炎症薬

非ステロイド性抗炎症薬(non-steroidal anti-inflammatory drugs；NSAIDs)はcyclooxygenase(COX)の阻害作用を有する薬物である．COXは，アラキドン酸カスケードの律速段階の酵素である．細胞膜にあるリン脂質からホスホリパーゼA_2によりアラキドン酸が切り出される．切り出されて細胞外に存在しているアラキドン酸はCOXにてプロスタグランジンE_2(PGE_2)へと合成されていく．PGE_2自体は強い発痛作用はないが，ほかの発痛物質の作用を増強させることが知られている．NSAIDsはPGE_2の合成を抑制するとともに，ほかの発痛物質の発痛作用を減弱させることになる．この効果により強い鎮痛効果を発揮することができる．さらに炎症部では，PGE_2が多く合成され，このPGE_2が炎症反応を増幅している．このため，NSAIDsは消炎作用も発揮する．

NSAIDsの適応は，その作用機序からわかるように炎症の関与する痛みに対して効果が期待できる．さらに，消炎作用も期待できる．慢性疼痛のなかでも，運動器の痛みに対しては使用することが強く推奨されている．腰痛診療ガイドラインでは，急性腰痛に対してはエビデンスが高く使用することが強く推奨されているが，慢性腰痛に対するエビデンスは弱く，「行うことを弱く推奨する」とされている．運動器の痛みのなかでも炎症性疼痛の関与が強いと考えられる急性期の痛みに対して，その有効性が高いと考えられる．

NSAIDsは，消化管潰瘍，消化管の狭窄・閉塞などによる消化器症状，急性腎不全などを含め，多くの副作用が知られている．消化管潰瘍は，穿

孔・出血性ショックなどを生じることもあり，特に注意が必要である．したがって，漫然と長期の投与を行うことは避けるべきである．使用時は，消化器症状の有無について注意深く観察する必要がある．さらに，空腹時の服用を避けるように指導する必要がある．

ⓑ 解熱薬

解熱・鎮痛薬としてアセトアミノフェンが頻用されている．アセトアミノフェンは中枢神経系に作用し，NSAIDsとは異なり消炎作用はない．作用機序はまだ不明な点も多い．

アセトアミノフェンは，多くの原因による痛みに対して効果がある．アセトアミノフェンは，NSAIDsと同様に慢性疼痛治療ガイドラインで，運動器の痛みに対しては「使用することを強く推奨する」とされている．また頭痛・口腔顔面痛に対しても同様に，「使用することを強く推奨する」となっている．

アセトアミノフェンの鎮痛効果は高くないが，安全性が高い点が特徴である．さらに，小児での安全性がNSAIDsに比べて高く，小児の解熱鎮痛薬として頻用される．

アセトアミノフェンの大量投与では重篤な肝障害の発症の可能性があり，定期的な肝機能検査が必要となる．

アセトアミノフェンの用法用量は，1回300〜1,000 mgを経口投与し，投与間隔は4〜6時間で投与する．添付文書上，「1日用量は4,000 mgを限度とする」となっている．現実的な投与法は，最大1,000 mgを6時間おきに投与することになる．

ⓒ オピオイド

オピオイドは，オピオイド受容体を活性化することにより鎮痛効果を発揮する薬物である．オピオイド受容体のなかでμ受容体，κ受容体，δ受容体が特に鎮痛作用と関係する受容体である．このなかでも，μ受容体が最も鎮痛と関連が強い．モルヒネは受容体の選択性はそれほど高くないが，フェンタニルはμ受容体に選択的に作用する．オピオイド受容体は全身に存在するが，鎮痛との関連が強いのは脊髄後角と脳幹部に存在するオピオイド受容体である．

現在本邦で臨床使用可能なオピオイドには，表1に示すように多くの種類が存在する．各々の薬物は，受容体の選択性が異なり，さらに物理化

表1　本邦で使用可能なオピオイドの種類

薬品名	投与経路
モルヒネ	経口(速放製剤，徐放剤)，経肛門，注射剤
オキシコドン	経口(速放製剤，徐放剤)，注射剤
ヒドロモルフォン	経口(速放製剤，徐放剤)，注射剤
フェンタニル	貼付剤，舌下錠，バッカル錠，注射剤
レミフェンタニル	注射剤
タペンタドール	経口(速放製剤)
メサドン	経口(速放製剤)
ペチジン	注射剤
コデイン	経口(速放製剤)
ジヒドロコデイン	経口(速放製剤)
ブプレノルフィン	貼付剤，経肛門，注射剤
トラマドール	経口(速放製剤，徐放剤)，注射剤

学的性質も異なる．これらの違いから，鎮痛効果の強さ・副作用なども薬物により異なることになる．薬物の特徴を把握したうえで，オピオイドを使い分ける必要がある．

強オピオイドは腰痛・変形性関節症・神経障害性疼痛に対して短期であれば改善が得られる可能性があるが，長期にわたる有効性・安全性は示されておらず，依存・乱用などの危険性もある．そのため，慢性疼痛診療ガイドラインでは，強オピオイドは慢性疼痛に対する使用には，「推奨はなし」となっている．トラマドールはオピオイド受容体に作用する以外にセロトニン・ノルアドレナリン再吸収阻害作用を有している．トラマドールは腰痛・変形性関節症・神経障害性疼痛を改善するが，オピオイドに作用することから，漫然と長期にわたる処方は避けるべきである．このため慢性疼痛診療ガイドラインでは「使用することを弱く推奨する(提案する)」となっている．

オピオイドは，米国でその乱用が大きな問題となっている．オピオイドは，もちろん依存性が存在する．使用により耐性も発現する．そのため，オピオイドの使用量を増やさざるを得ない症例もある．米国では，多くの医療用麻薬が処方されている．オピオイドの使用に際しては倫理性をもって処方する必要がある．必要以上の量を処方することは乱用に結び付くことがあり，厳に慎まなければならない．またガイドラインにもあるように，投与期間はできるだけ短くする必要がある．オピオイドを最低必要量で投与し，その投与期間も上述の通り6か月を上限とすべきであると考えている．このような投与法を行うことにより，副作用を出すことなくオピオイドのよい鎮痛効果が得られるようになる．

さらに治療にあたっては，症例を選ぶ必要がある．オピオイドは，痛みの原因となる器質的疾患がある患者に投与すべきである．

参考文献

1) Finnerup NB, et al：Pharmacotherapy for neuropathic pain in adults：a systematic review and meta-analysis. Lancet Neurol 14：162-173, 2015
2)「慢性の痛み診療・教育の基盤となるシステム構築に関する研究」研究班(編)：神経障害性疼痛薬物療法ガイドライン　改訂第2版．真興交易(株)医書出版部，2016
3) 日本ペインクリニック学会　非がん性慢性疼痛に対するオピオイド鎮痛薬処方ガイドライン作成ワーキンググループ(編)：非がん性慢性疼痛に対するオピオイド鎮痛薬処方ガイドライン　改訂第2版．真興交易(株)医書出版部，2017
4) 日本整形外科学会診療ガイドライン委員会/腰痛診療ガイドライン策定委員会(編)：腰痛診療ガイドライン2019．南江堂，2019
5) 慢性疼痛診療ガイドライン作成ワーキンググループ(編)：慢性疼痛診療ガイドライン．真興交易(株)医書出版部，2021

（山本達郎）

2）鎮痛補助薬

慢性疼痛の大きな要因である神経障害性疼痛には一般的な鎮痛薬(アセトアミノフェン，非ステロイド性抗炎症薬)はほとんど効果を示さないため，鎮痛補助薬といわれる薬物が広く用いられている．鎮痛補助薬とは，「主たる薬理作用には鎮痛作用を有しないが鎮痛薬と併用することにより鎮痛効果を高め，特定の状況下で鎮痛効果を示す薬物」と定義されており，抗うつ薬(アミトリプチリン，デュロキセチンなど)，抗けいれん薬(カルバマゼピン，バルプロ酸ナトリウムなど)などが含まれる．

神経障害性疼痛の病態メカニズムは完全には解明されていないが，主な病態は神経伝達の異常と下行性疼痛調節系の機能異常である．障害を受けた末梢神経線維や神経根でナトリウムチャネルが過剰発現し異所性発火を起こす．これによりしびれるような痛みが誘発され，さらに脊髄後角の一次ニューロン終末にあるカルシウムチャネルが活性化して興奮性神経伝達

表2　セロトニン・ノルアドレナリン再取り込み阻害薬と三環系抗うつ薬の適応と禁忌

抗うつ薬の種類	一般名	適応	禁忌
セロトニン・ノルアドレナリン再取り込み阻害薬(SNRI)	デュロキセチン	うつ病・うつ状態，下記に伴う疼痛：糖尿病性神経障害，線維筋痛症，慢性腰痛症，変形性関節症	モノアミン酸化酵素(MAO)阻害剤を投与中あるいは投与中止後2週以内，高度の肝障害または腎障害，コントロール不良の閉塞隅角緑内障の患者
	ベンラファキシン	うつ病・うつ状態	モノアミン酸化酵素(MAO)阻害剤を投与中あるいは投与中止後2週以内，高度の肝障害または腎障害，透析中の患者
	ミルナシプラン	うつ病・うつ状態	モノアミン酸化酵素(MAO)阻害剤投与中，尿閉の患者
三環系抗うつ薬(TCA)	アミトリプチリン	うつ病・うつ状態，夜尿症，末梢性神経障害性疼痛	緑内障，心筋梗塞の回復初期，尿閉，モノアミン酸化酵素(MAO)阻害剤を投与中あるいは投与中止後2週以内の患者
	ノルトリプチリン	うつ病・うつ状態	緑内障，心筋梗塞の回復初期，尿閉，モノアミン酸化酵素(MAO)阻害剤を投与中の患者
	イミプラミン	うつ病・うつ状態，遺尿症	閉塞隅角緑内障，心筋梗塞の回復初期，尿閉，モノアミン酸化酵素(MAO)阻害剤を投与中あるいは投与中止後2週以内，QT延長症候群のある患者
	クロミプラミン	うつ病・うつ状態，遺尿症，ナルコレプシーに伴う情動脱力発作	閉塞隅角緑内障，心筋梗塞の回復初期，尿閉，モノアミン酸化酵素(MAO)阻害剤を投与中あるいは投与中止後2週以内，QT延長症候群のある患者

物質が増加する．さらに二次性ニューロンの*N*-methyl-D-aspartate(NMDA)受容体も活性化され，これにより末梢性・中枢性感作が生じ，痛覚過敏やアロディニアが引き起こされる．また，下行性疼痛調節系は脳におけるセロトニン，ノルアドレナリン，ドパミンなどモノアミン系の機能で末梢神経からの痛み伝達を脊髄において調節する機構で，この調節系の機能低下が起こると痛覚過敏のような状態となる．

ⓐ 抗うつ薬

痛み伝達の調節機構である下行性疼痛調節系は，セロトニン神経系，ノルアドレナリン神経系によって調節されており，セロトニン神経系は延髄の縫線核から，またノルアドレナリン神経系は橋吻側の青斑核から下行性の投射が存在し，脊髄後角において侵害受容ニューロンを抑制する．抗うつ薬の多くはセロトニンやノルアドレナリン，ドパミンなどのモノアミン再取り込み阻害作用を有し，シナプス間隙におけるモノアミンを増加させる．serotonin-noradrenaline reuptake inhibitor（SNRI）であるデュロキセチンや，三環系抗うつ薬（tricyclic antidepressants；TCA）であるアミトリプチリンは，このモノアミン再取り込み阻害作用によりセロトニン・ノルアドレナリンの濃度を高め，下行性疼痛調節系に作用することで鎮痛効果をもたらす．抗うつ薬はうつ病治療においては抑うつ気分や意欲低下，悲観的思考などの抑うつ症状の改善をもたらすが，抗うつ薬の鎮痛効果については抑うつ症状の改善に伴う疼痛閾値の変化によるのではなく，下行性疼痛調節系への直接の作用であると考えられている（表2）．

ⓑ 抗けいれん薬（抗てんかん薬）

カルバマゼピン，バルプロ酸ナトリウムなどの抗けいれん薬（抗てんかん薬）は，ナトリウムチャネルの抑制作用を介して神経線維や神経根の異所性発火を抑制し，鎮痛効果をもたらすと考えられている．

参考文献

1）小川なつ：痛みと鎮痛の基礎知識：痛みの学説と電気刺激治療の歴史．理学療法学 40：726-731, 2013
2）Finnerup NB, et al：Pharmacotherapy for neuropathic pain in adults：a systematic review and meta-analysis. Lancet Neurol 14：162-173, 2015
3）日本ペインクリニック学会神経障害性疼痛薬物療法ガイドライン改訂版作成ワーキンググループ（編）：神経障害性疼痛薬物療法ガイドライン改訂第2版．真興交易医書出版部，2016
4）杉山陽子：痛みの機序から考える鎮痛補助薬．日臨麻会誌 37：361-367，2017
5）木村嘉之：鎮痛補助薬．薬事 60：814-819, 2018

（三浦　至，矢部博興）

3）多角的鎮痛法（multimodal analgesia）

多角的鎮痛法（multimodal analgesia；MMA）という表現を使ったのは，1993年のKehletの術後痛に対する報告が最初と思われるが，末梢レベル

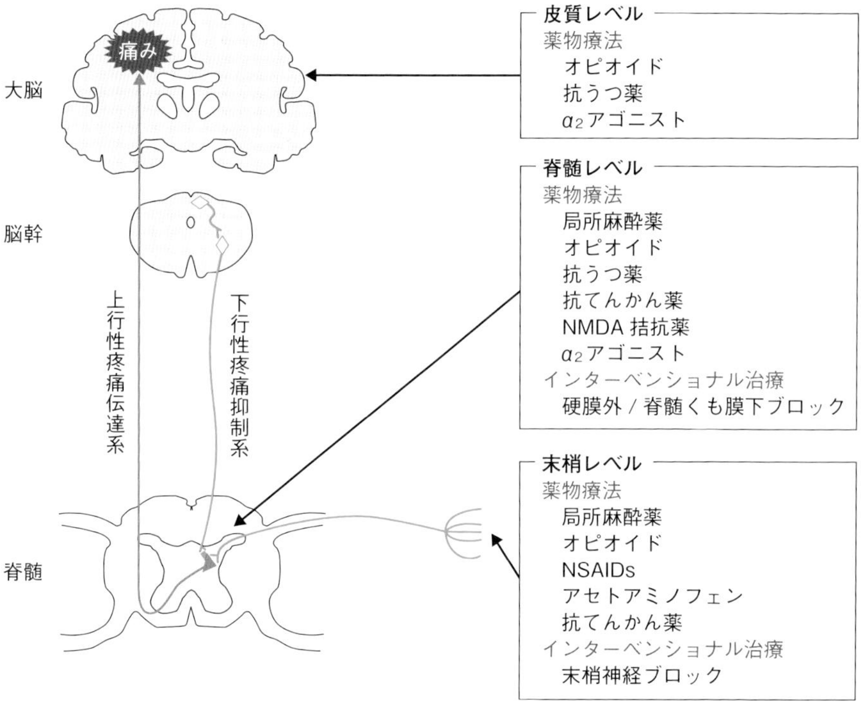

図1　**多角的鎮痛法(MMA)**

で作用する鎮痛法(薬)，脊髄レベルで作用する鎮痛法(薬)，皮質レベルで作用する鎮痛法(薬)を組み合わせることを意味する．その内容は薬物間の併用だけでなく，区域麻酔法や薬物療法を併用することによって鎮痛効果の増強と副作用の軽減を目指すものである(図1)．

適応としては，急性疼痛と慢性疼痛に分けられ，それぞれ術後痛とがん関連疼痛・神経障害性疼痛などに対するものが代表的である．禁忌は特にないが，薬物間相互作用や病態によって個々に検討する必要がある．

参考文献

1) Kehlet H, et al：The value of "multimodal" or "balanced analgesia" in postoperative pain treatment. Anesth Analg 77：1048-1056, 1993
2) Berger A, et al：Clinical characteristics and patterns of healthcare utilization in patients with painful neuropathic disorders in UK general practice：a retrospective cohort study. BMC Neurol 12：8,

2012
3) Gilron I, et al：Combination pharmacotherapy for management of chronic pain：from bench to bedside. Lancet Neurol 12：1084-1095, 2013
4) Finnerup NB, et al：Pharmacotherapy for neuropathic pain in adults：a systematic review and meta-analysis. Lancet Neurol 14：162-173, 2015
5) Gregory J, et al：An examination of the prevalence of acute pain for hospitalised adult patients：a systematic review. J Clin Nurs 25：583-598, 2016
6) Chou R, et al：Management of Postoperative Pain：A Clinical Practice Guideline From the American Pain Society, the American Society of Regional Anesthesia and Pain Medicine, and the American Society of Anesthesiologists' Committee on Regional Anesthesia, Executive Committee, and Administrative Council. J Pain；17：131-157, 2016

（飯田宏樹）

2 精神療法と行動のアプローチ

1）コミュニケーションスキル

疼痛患者は，身体の痛みだけでなく，それに起因した心理的な苦しみや生活上の苦しみといった全人的な苦悩を抱えているとされる．痛みや苦悩そのものは見えづらく周りの人はその苦しみに気づきにくく，苦悩が理解されないことによる二重の苦しみも経験している．治療者はこうした疼痛患者に対して身近な理解者となることが求められる．患者の苦悩は検査（生理検査，画像診断，心理検査など）で測るには限界がある一方で，患者は治療の場において苦悶の表情や苦しみを訴える言葉，疼痛部位をかばう仕草，痛みが出る可能性のある動作を避ける行動をみせている．患者のこうした言動や行動は「痛み行動」とよばれ，苦悩を評価するうえで有益な情報をもたらしてくれる（図2）．

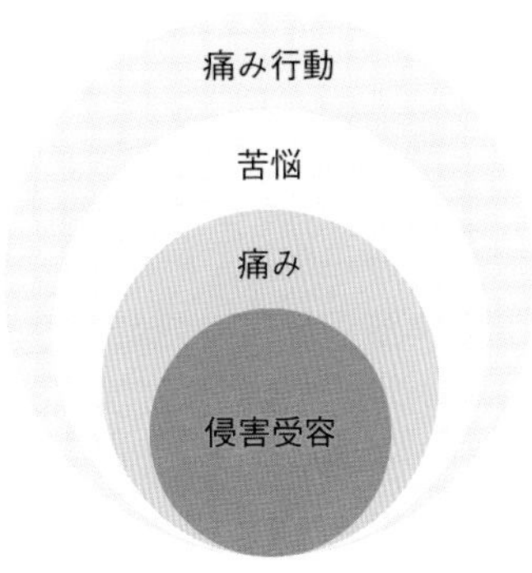

図2　痛みの四重円理論

疼痛治療では，患者の苦悩や痛み行動に注目し，精神療法的な対話によるかかわりが求められる．精神療法的なかかわりとは専門的な対話の原則に沿って治療を進めることを指している．患者との治療関係はどんな場合においても治療のベースとなる．治療者は患者と良好な関係を築き，身体の苦痛とこころの苦悩を評価して患者と共に治療法が選択できる協働体制を構築することが求められる．これは患者と治療者のコミュニケーションを通して培われていく．つまり，治療におけるコミュニケーションは日常の対話と異なり「ケアのための対話」であり，二者間が治療を目的とした関係を築くために用いるツールといえる．

治療におけるコミュニケーションスキルはさまざまな臨床場面で有効である．患者の意識水準が良好に保たれ，意思の疎通がとれる状態であれば可能である．ほとんどの疼痛患者に対して治療開始時よりコミュニケーションスキルを使うことができる．

参考文献

1) Loeser JD：Concepts of pain. In：Stanton-Hicks M, et al(eds)：Chronic Low Back Pain. pp145-148, Raven Press, New York, 1982
2) 堀越勝，他：精神療法の基本，pp51-55，医学書院，2012
3) 堀越勝：ケアする人の対話スキル ABCD．pp20-23，66-111，163-179，日本看護協会出版会，2015

（牧田　潔，堀越　勝）

2）心理療法（認知行動療法など）

疼痛治療において，多くの診療科が「組織の損傷とその関連」に対する探索と治療を中心に行うのに対し，精神科では慢性疼痛の「不快な感覚」や「情動体験」にアプローチする．痛みは生体サインとして不可欠な身体感覚（痛覚）と，痛みから生じる苦悩（感情・認知）の両側面をもっている（図3）．両者は密接に絡み合っており，片方のケアを怠れば，もう片方へ悪影響を及ぼし，痛みを悪化させる．一般に，急性疼痛であるほど生体サインとしての要素が大きく，慢性化するにつれ苦悩の要素が大きくなる．

痛みに対する科学的根拠に基づく精神治療アプローチとして，認知行動療法（cognitive behavioral therapy；CBT）は国際疼痛学会でも強く推奨されている．CBT では個人の認知，感情，身体反応，行動に焦点を当て，

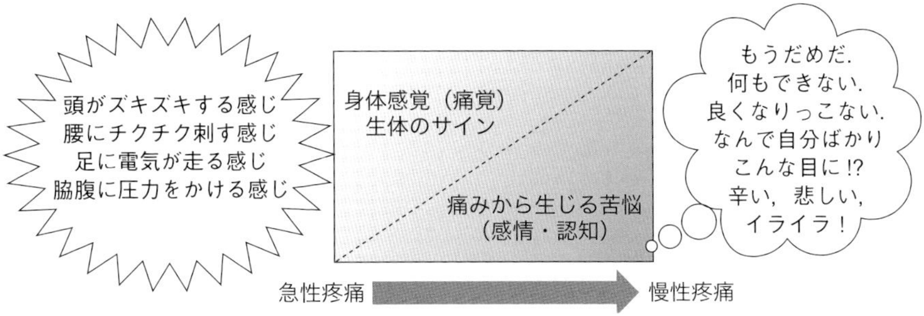

図3　Pain（痛み / 苦悩）の両側面

これらの要素が非適応的な（道理に合わない，うまくいかない）悪循環を形成することによって疼痛症状を悪化，持続させると考える．CBTはこの悪循環を良循環に変えるために，各要素の状態を把握し，理解し，ゆがみを修正することで症状を緩和させる，構造化された心理療法である．CBTの3要素である認知（思考），行動，感情は外部からの刺激によって患者自身が作り出すものであり，同じ疼痛体験に遭遇した際でも，この3要素がどのように形作られるかは患者によって異なる．疼痛症状はこれら認知，行動，感情がなんらかの要因でゆがめられ，悪循環に陥ると慢性化し，治療がますます困難となる．悪循環となるCBTの3要素は次のようにして作り出される．まず，強く激しい痛みを経験すると，再度類似した出来事に遭遇した場合に激しい痛みの記憶が蘇り，その場面のイメージがありありと頭に浮かんでくる（侵入思考）．同時に自分には耐えることができない脅威であるとの解釈（意味づけ）をほぼ自動的にしてしまう．これが「認知」である．出来事を脅威と解釈すれば，「感情」としての不安が高まる．不安が高まれば，その強い不安に対処しようとして，安全を希求した（痛みを100％回避する）「行動」をとる．これらの3要素は図4のような悪循環を形成し，当初は生体サインであった痛みに苦悩が付随するようになる．CBTは苦悩の原因となる「ネガティブな感情や認知」を「適応的な感情や認知」に変え，痛みに振り回されずに生活することを治療目標としている．

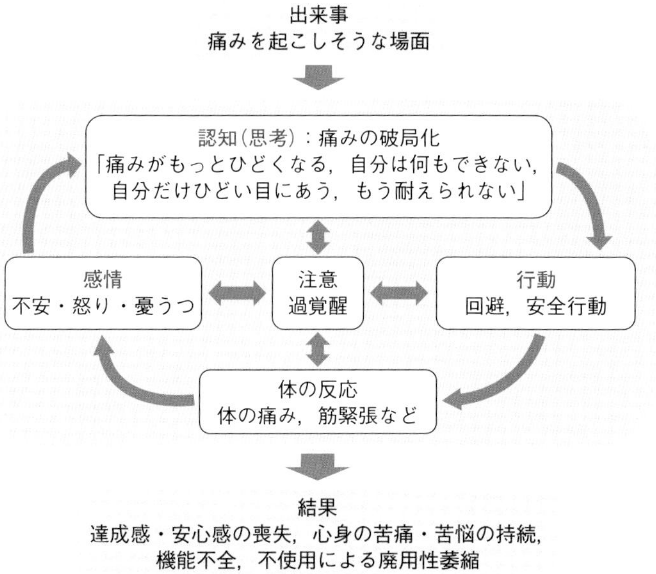

図4　慢性疼痛の認知行動療法の個別モデル(悪循環)

参考文献

1) 北原雅樹：ペインクリニックのための痛みの評価．日臨麻会誌 29：152-159，2009
2) ジョン・D・オーティス(著)，伊豫雅臣 ほか(訳)：慢性疼痛の治療．治療者向けガイド―認知行動療法によるアプローチ．星和書店，2011
3) Williams AC, et al：Psychological therapies for the management of chronic pain(excluding headache)in adults. Cochrane Database Syst Rev 14：11, 2012
4) Knoerl R, et al：Chronic Pain and Cognitive Behavioral Therapy. West J Nurs Res 38：596-628, 2016

(清水栄司，田口佳代子)

3) バイオフィードバック

バイオフィードバックとは機器を用いて脳波，筋活動，心拍，呼吸や皮膚温などの生理活動を計測し，フィードバックすることをいう．この生理活動情報は思考，感情や行動の変化と結びついていることがあり，フィードバックされた生理活動情報を自分の意志によって制御することが可能になると，心身に生じている症状が緩和されることがある．これまでにバイオフィードバックは痛みを管理するためにも用いられている．

バイオフィードバックは特に他の治療と併用されるときに，有効であることが報告されている．適応疾患は慢性腰痛，頭痛，顎関節症，線維筋痛症，過敏性腸症候群など多岐にわたる．バイオフィードバックは，一般的に安全で，副作用は報告されていない．

参考文献

1) deCharms RC, et al：Control over brain activation and pain learned by using real-time functional MRI. Proc Natl Acad Sci U S A 102：18626-18631, 2005
2) Hassett AL, et al：A pilot study of the efficacy of heart rate variability（HRV）biofeedback in patients with fibromyalgia. Appl Psychophysiol Biofeedback 32：1-10, 2007
3) Mullally WJ, et al：Efficacy of biofeedback in the treatment of migraine and tension type headaches. Pain Physician 12：1005-1011, 2009
4) Glombiewski JA, et al：Two psychological interventions are effective in severely disabled, chronic back pain patients：a randomised controlled trial. Int J Behav Med 17：97-107, 2010
5) Glombiewski JA, et al：Efficacy of EMG- and EEG-Biofeedback in Fibromyalgia Syndrome：A Meta-Analysis and a Systematic Review of Randomized Controlled Trials. Evid Based Complement Alternat Med 2013：962741, 2013, doi：10.1155/2013/962741

（西上智彦）

3 リハビリテーション医学的アプローチ

1）エクササイズなどの積極的な治療と心肺機能

リハビリテーション医学とは，機能を改善させ，障害を克服し，活動を育むための医学である．ヒトが活動を育むためには当然，身体を動かさなければならない．しかし，疼痛により動きや活動が制限される．疼痛さえ改善すれば，動けるようになるというのは誤りであり，安静臥床はさまざまな身体的弊害をきたし，動けなくなることが知られている．

筋や心肺機能の障害に対する治療はできる限り早期から運動療法を行う以外に方法がない．しかし，ただ単に運動療法を行っても効果は少なく，筋力や心肺機能を確実に強化するためには運動の頻度(Frequency)，強度(Intensity)，時間(Time)そして種類(Type)を十分に考慮したFITTの原則に基づく高負荷・高頻度での筋力増強訓練と有酸素運動が重要となる（図5，6）．

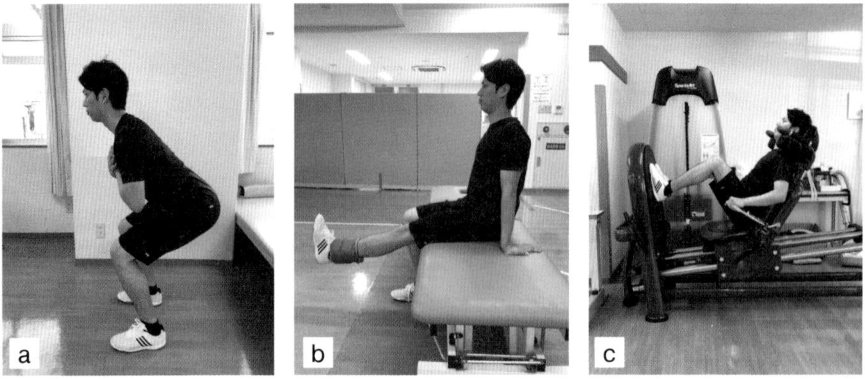

図5　筋力増強訓練例

a：自重によるスクワット.
b：重錘を巻いての膝伸展運動.
c：レジスタンスマシーンを使用してのレッグプレス運動.

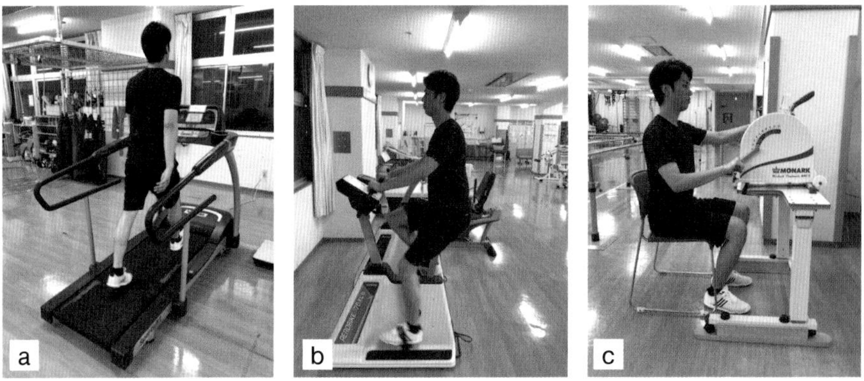

図6　有酸素運動の例

a：トレッドミル. b：自転車エルゴメーター. c：ハンドエルゴメーター.

参考文献

1) Frontera WR, et al：Aging of skeletal muscle：a 12-yr longitudinal study. J Appl Physiol 88：1321-1326, 2000
2) Nagatomo F, et al：PGC-1 α and FOXO1 mRNA levels and fiber characteristics of the soleus and plantaris muscles in rats after hindlimb unloading. Histol Histopathol 26：1545-1553, 2011
3) 西牟田 守, 他：運動処方の一般原則. 日本体力医学会体力科学編集委員会(監訳)：運動処方の指針 運動負荷試験と運動プログラム　原書第8版. pp157-187, 2011

4) 久保俊一：リハビリテーション医学・医療の概要．日本リハビリテーション医学会(監)：リハビリテーション医学・医療 コアテキスト．pp3-20，医学書院，2018
5) 日本リハビリテーション医学会リハビリテーション医療における安全管理・推進のためのガイドライン策定委員会(編)：リハビリテーション医療における安全管理・推進のためのガイドライン 第2版．医歯薬出版，2018

(西村行秀，坪井宏幸)

2) ストレッチングや関節可動域運動

関節可動域(range of motion；ROM)の維持，改善を目的に実施されるのがストレッチングを含んだROM運動であり，他動運動，自動介助運動，自動運動といった方法がある(表3)．

不動によって末梢組織からの感覚刺激入力が減弱・消失すると，神経系に感作・可塑的変化が生じ，痛みが発生する．このような痛みが不動性疼痛であり，不動が直接的な原因である拘縮の場合，随伴する痛みは不動性疼痛である可能性が高い．一方，ROM運動は固有感覚受容器を刺激し，神経筋機構を活性化するが，これは不動性疼痛の予防・改善にもつながることである．加えて，ROM運動には筋のリラクセーション効果や血液循環を改善させる効果があり，これらの影響によっても痛みが軽減することがある．

本来，ROM運動の目的はROMの維持，改善にあることから，表4の禁忌に挙がっている状態がない限り適応となる．ただ，適応となる状態で

表3 ROM運動の方法と主な効果

ROM運動の方法	主な効果
他動運動 (ストレッチングを含む)	① ROMの維持および改善 ② 筋リラクセーション(筋緊張の軽減) ③ 固有感覚受容器に対する刺激入力
自動介助運動	① ROMの維持 ② 筋力の維持および改善 ③ 固有感覚受容器に対する刺激入力
自動運動	① ROMの維持 ② 筋力の維持および改善 ③ 固有感覚受容器に対する刺激入力 ④ 血液循環の促進

第IV編 痛みの評価と治療

表4　ROM 運動の禁忌と注意点

禁忌	注意点
①脱臼や骨折のある部位 ②軟部組織損傷(靱帯損傷や腱損傷，筋断裂など)の急性期や縫合術直後 ③顕著な痛みが発生している部位 ④過度な炎症が発生している部位 ⑤悪性腫瘍が発生している部位 ⑥関節強直 ⑦拘縮が ADL において機能的に作用している場合 など	①骨粗鬆症が顕著な場合は，骨折を惹起する危険性がある ②感覚障害がある場合は，痛みが知覚できず，組織損傷を惹起する危険性がある ③弛緩性麻痺がある場合は過度な ROM 運動によって軟部組織損傷(特に筋損傷)を惹起する危険性がある ④骨癒合が不十分な場合は，隣接関節の ROM 運動でも再骨折を惹起する危険性がある ⑤高齢者や小児，妊婦への実施の際は注意が必要である など

ADL：activities of daily living.

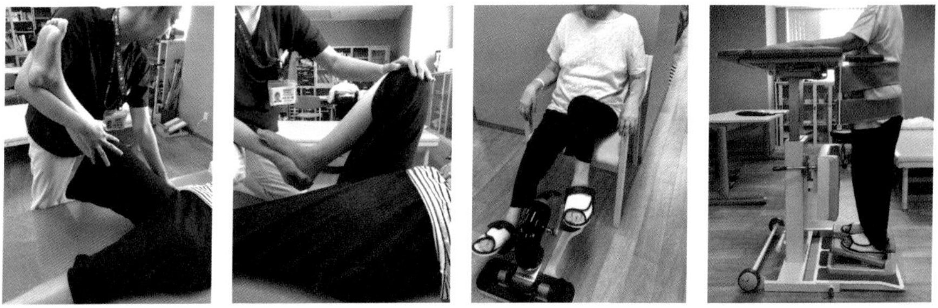

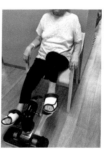

a：徒手によるハムストリングスの持続的ストレッチング　b：徒手による股・膝関節の他動運動　c：簡易エルゴメーターを用いた股・膝関節の自動運動　d：傾斜板を用いたハムストリングスと下腿三頭筋のストレッチング

図7　ROM 運動の実際

あっても運動方法によっては強制力や負荷量が大きく，実施に際し注意が必要な状況は多々ある．一般的な原則としては，運動麻痺や筋力低下あるいは痛みが顕著で自動介助運動や自動運動が困難な場合は他動運動を実施し，これらの回復に応じて可能な限り自動運動に移行するよう努める．また，ストレッチングは筋のリラクセーション効果を引き出す必要がある場合や拘縮の改善のため強制力が必要な場合などに実施することが多い(図7)．

参考文献

1) 沖田　実(編)：関節可動域制限第2版—病態の理解と治療の考え方．三輪書店，2013
2) 沖田　実，松原貴子：ペインリハビリテーション入門．三輪書店，2019

（沖田　実）

3）物理療法と温熱療法

物理療法とは，電気物理学的または生物物理学的エネルギーを使用して循環，筋力増強や維持，疼痛緩和などを期待した療法の総称で，電気療法，温熱療法，寒冷療法，光線療法，水療法，牽引療法，干渉波療法などが含まれる（表5）．近年，副作用が少ないことなどから疼痛治療に用いられる機会も多い．

物理療法全般の一般的な作用としては，痛みの抑制，局所の血流改善，炎症の抑制，組織の修復促進などであり，その作用機序としては(1)炎症制御による侵害刺激の抑制，(2)浮腫の軽減による組織圧低下，(3)末梢神経伝導速度の低下に伴う脊髄侵害受容ニューロンの抑制，(4)非侵害ニューロンの興奮に伴う脊髄侵害受容ニューロンの抑制，(5)痛みの悪循

表5　物理療法の種類

種類	タイプ	具体例
温熱療法	深達性温熱	超短波・極超短波
	表在性温熱	ホットパック・パラフィン浴
	表在性寒冷	アイスパック
機械的療法	牽引	牽引
	圧迫	弾性包帯・ストッキング・マッサージ
	水	渦流浴
	音波	超音波
電磁気療法	電磁場	紫外線・赤外線・レーザー
	電流	TENS, IFC, MES, HVPC

TENS：transcutaneous electrical nerve stimulation, IFC：interferential current therapy, MES：microcurrent electrical stimulation, HVPC：high voltage pulsed current stimulation

（杉野美里：物理療法．MB Med Reha 204：33-39, 2016 より）

環の遮断などが考えられる．物理療法や温熱療法は副作用も少ないことから，痛みのコントロール法として，ほかの治療と併用されることも多い．

参考文献

1) Adedoyin RA, et al：Effect of interferential current stimulation in management of osteo-arthritic knee pain. Physiotherapy 88：493-499, 2002
2) Leung MS, et al：Effects of deep and superficial heating in the management of frozen shoulder. J Rehabil Med 40：145-150, 2008
3) 川口浩太郎，他：物理療法の理論と実際．整外と災外 52：623-631，2009
4) 杉野美里：物理療法．NB Med Reha 204：33-39，2016
5) 美津島隆：物理療法(電気療法，温熱療法，光線療法等)と対象疾患の治療効果．臨床リハ 26：786-789，2017

（伊藤和憲）

4 神経調節技術

1）脊髄刺激療法

脊髄刺激療法(spinal cord stimulation；SCS)とは，脊髄硬膜外腔へ刺激電極を挿入・留置し，脊髄後索に微弱な電気刺激を行い，痛みの緩和を図る治療で，神経調節療法(neuromodulation)の1つである(図8)．

本邦では，1992年に難治性慢性疼痛の治療に保険適用が認められ，現

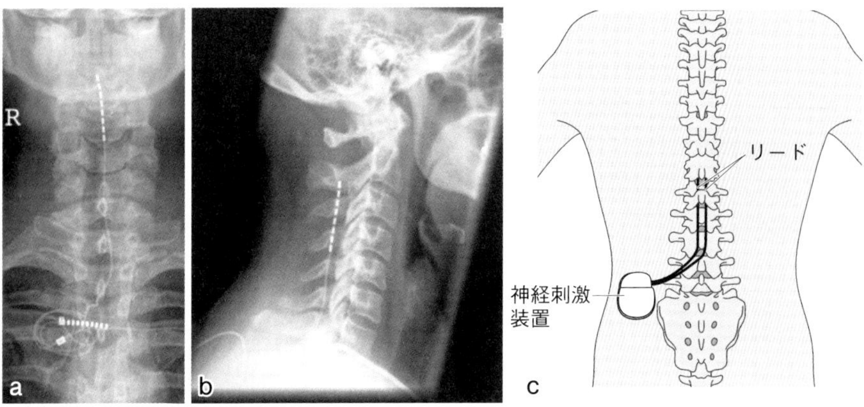

図8 脊髄刺激療法(SCS) X線画像
a：正面像．b：側面像．c：埋込みイメージ．（c：日本メドトロニック HP より作成）

在さまざまな疾患の疼痛管理に使用されている．

SCSにて有効な鎮痛効果をもたらすためには，適切な患者選択が重要である．薬物嗜癖のある患者や，心因性要素の強い痛みを訴える患者，SCSの治療理解や有効性の理解に乏しい患者，機器への理解や自己管理が困難な患者は適応にならない．SCSの患者選択条件を表6に示す．SCSの適応疾患を表7に示す．SCSの絶対的禁忌，相対的禁忌を表8に示す．

表6　脊髄刺激療法(SCS)の患者選択基準

- 薬物嗜癖の既往がないこと
- 心理的・精神的な依存がないこと
- 機械の使用方法や治療効果を理解していること
- 全身状態がよいこと(出血傾向や局所感染徴候がないこと)

表7　脊髄刺激療法(SCS)の適応疾患

よい適応	・頚椎・腰椎手術後の下肢・上肢の神経障害性疼痛(FBSS) ・複合性局所疼痛症候群(CRPS) ・神経障害に引き続く神経障害性疼痛 ・治療抵抗性狭心症 ・腕神経叢障害性痛：外傷性(引き抜きは除外)
中間性適応	・断端痛 ・腰椎手術後の腰痛 ・開胸術後または帯状疱疹後神経痛(PHN)による肋間神経痛 ・脊髄損傷に関連した痛み ・外傷などに引き続く末梢性神経障害
適応不良	・中枢痛 ・脊髄後索機能の完全消失した脊髄損傷 ・会陰部・肛門部痛
反応性なし	・脊髄完全切断 ・非虚血性侵害受容性痛 ・神経根引き抜き損傷

(http://www.britishpainsociety.org/ より改変)

表8　SCSの絶対的禁忌・相対的禁忌

絶対的禁忌	相対的禁忌
・手術に対する全体的な適応外患者 ・敗血症 ・埋込み部分の局所感染 ・二分脊椎症 ・手術や外傷による脊柱管の閉塞 ・トライアル非反応者 ・コントロールされていない精神疾患/認知障害/自殺企図患者	・抗血栓薬服用患者 ・免疫不全患者 ・心臓ペースメーカや埋込み型除細動器埋込み患者※ ・訴訟中患者 ・妊婦 ・薬物中毒患者

※刺激装置により機能に影響を与える可能性

(Yampolsky C, et al：Dorsal column stimulator applications. Surg Neurol Int 3：S275-289, 2012 より改変)

第IV編　痛みの評価と治療

参考文献

1) Kemler MA, et al：Spinal cord stimulation in patients with chronic reflex sympathetic dystrophy. N Engl J Med 343：618-624, 2000
2) 安藤優子，他：ITB(髄腔内バクロフェン)療法—日本における新しい重度痙縮の治療．日本薬理学雑誌 131：109-114，2008
3) 平孝臣：バクロフェン髄腔内投与療法．臨床神経 50：816-819，2010
4) Yampolsky C, et al：Dorsal column stimulator applications. Surg Neurol Int 3：S275-289, 2012
5) 目崎高広：ボツリヌス治療．神経治療 34：359-362，2017

（波多野貴彦，天谷文昌）

2）鍼

鍼灸(しんきゅう)は2000年以上前の中国で誕生した治療法であり，世界最古の医療といわれている．もともと，鍼灸治療は痛みの治療のみならず，風邪などの呼吸器疾患や便秘や下痢などの消化器疾患などさまざまな症状に対して用いられてきた．また，最近では頭痛や線維筋痛症などのさまざまな慢性疼痛に対しても有用性が示されている．

肩こりや筋・筋膜性腰痛のような痛みは，末梢レベルの痛みと考え，疼痛局所に鍼灸治療を行うことが多い．一般的に，疼痛局所に鍼をすることでAβ線維が活性化すれば，ゲートコントロール説に代表される脊髄分節性の鎮痛が起こることが知られていることから，置鍼などの手技はAβ線維を活性化し，脊髄分節性の鎮痛を起こしているものと思われる．また，ポリモーダル受容器を介してC線維が活性化すると，C線維の興奮は逆行性に伝わり，神経性炎症(軸索反射)を引き起こすことで，局所の痛みを軽減させる可能性がある．

一方，疼痛局所に炎症などが認められると，免疫細胞はオピオイドを放出し，末梢に存在するオピオイド受容体と結合することで末梢性の鎮痛を引き起こすことが知られている．さらに，最近では，鍼を刺入することで起こる微小組織損傷により放出されたアデノシンが，アデノシンA_1受容体を介して鎮痛を起こすとの報告もある．また，鎮痛系以外にも筋紡錘や腱紡錘を介したIa，Ib抑制が筋緊張を緩和させ，血流を改善させる可能性もある(図9)．

鍼灸治療は副作用も少なく，薬物治療などほかの治療法と併用可能であることから，用いられる機会も多い．特に，子どもや妊婦，高齢者など，

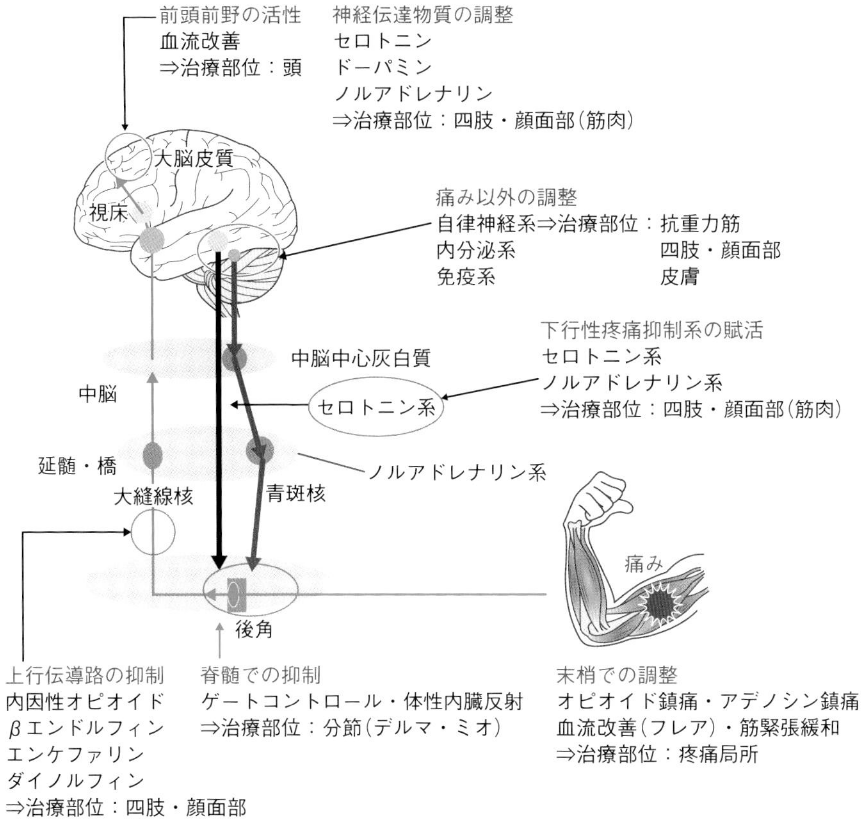

図9　鍼灸治効機序の模式図

図は，鍼治療における治効機序を整理したものである．末梢，脊髄，脳(下行性疼痛抑制系，上行性抑制，痛み以外の調整，神経伝達物質の調整，前頭前野の活性)のどの部位を調整するかにより，治効機序が異なることがわかる．

薬物治療を継続的に試みることが躊躇される場合は，鍼灸治療の果たす役割は大きい．

一般的に鍼灸治療は，腰痛，頚部痛，膝痛，頭痛，顎関節症，線維筋痛症，肩痛などの筋骨格系の疼痛疾患を中心に，その有用性が示されている．特に鍼灸治療は痛みのコントロール以外にも，筋緊張の緩和，血流の改善，自律神経調節，免疫系の賦活など，痛み以外の部分にも効果が示されており，quality of life(QOL)の改善にも効果的と考えられている．しかしながら，その効果は，病態や年齢，罹病年数などにより個体差が大きい．さらに，痛みのレベル（末梢，脊髄，脳）と治療部位との関係もあり，一定の見解が得られていない部分もある．

参考文献

1）川喜田健司：鍼灸刺激による鎮痛発現の機序―ポリモーダル受容器から脳内オピオイドまで―．医学のあゆみ．203：455-458，2002
2）川喜田健司：TENS，DNICと鍼鎮痛．熊沢孝朗，西條一止（編）：鍼灸臨床の科学．pp469-481，医道の日本社，2004
3）Taguchi R, et al：Involvement of peripheral opioid receptors in electroacupuncture analgesia for carrageenan-induced hyperalgesia. Brain Res 1355：97-103, 2010
4）Goldman N, et al：Adenosine A1 receptors mediate local anti-nociceptive effects of acupuncture. Nat Neurosci 13：883-889, 2010
5）川喜田健司，他：鍼灸臨床最新科学．メカニズムとエビデンス．医歯薬出版，2014

（伊藤和憲）

3）神経ブロック

神経ブロックは，痛みを伝える神経または痛みの伝達を修飾する神経を，さまざまな方法を用いて一時的もしくは半永久的に遮断して痛みを抑える方法である．一時的な遮断には局所麻酔薬が，半永久的な遮断には神経破壊薬や高周波熱凝固などが用いられる．

神経ブロックの方法には，体表の目標点から刺入点と方向を決定するランドマーク法，針に電気を通しながら神経を刺激して場所を探す神経刺激法，画像を見ながら神経や周りの構造物を確認しつつ針を進める超音波・X線透視・CTガイド下法などがあり，ブロックの種類などにより選択される．

参考文献

1）Brown DL：脊髄くも膜下麻酔，硬膜外麻酔，仙骨麻酔．武田純三（監）：ミラー麻酔科学．pp1287-1310，メディカルサイエンスインターナショナル，2007
2）Neal JM, et al：The ASRA evidence-based medicine assessment of ultrasound-guided regional anesthesia and pain medicine：Executive summary. Reg Anesth Pain Med 35（Suppl）：Sl-S9, 2010
3）齋藤繁：硬膜外麻酔．後藤文夫（監）：新麻酔科ガイドブック改訂第2版．pp 88-101，真興交易医書出版部，2013
4）安部洋一郎：頚部神経根ブロック．表圭一（編）：痛みのScience & Practice 6．神経ブロックに必要な画像解剖．pp64-71，文光堂，2014

表 9　痛みの評価

知覚神経ブロック評価	交感神経ブロック評価	運動神経ブロック評価
• 痛みの評価：numerical rating scale（NRS），visual analogue scale（VAS），face scale（FS）など • 冷覚消失範囲測定，痛覚消失範囲測定	• ドップラ血流計による末梢循環血流量変化 • 皮膚温測定（サーモグラフィー，深部体温計） • 発汗機能検査	• manual muscle test（MMT）筋力測定 • Bromage scale（下肢運動機能評価法）

5）ペインクリニックにおける神経ブロックと関連事項．日本ペインクリニック学会（編）：ペインクリニック治療指針　改訂第 5 版．pp14-79，真興交易医書出版部，2016

（廣木忠直，三枝里江，齋藤　繁）

ⓐ 超音波ガイド下神経ブロック

超音波ガイド下神経ブロックの効果は知覚神経，交感神経，運動神経それぞれで表 9 の評価方法で判定する．

参考文献

1）Korbe S, et al：Ultrasound-guided interventional procedures for chronic pain management. Pain Manag 5：465-482, 2015
2）日本ペインクリニック学会「専門医認定のための教育ガイドライン」第 1 版，2016 年 3 月 https://www.jspc.gr.jp/Contents/public/pdf/kyoikuguide_01.pdf
3）Neal JM, et al：The Second American Society of Regional Anesthesia and Pain Medicine Evidence-Based Medicine Assessment of Ultrasound-Guided Regional Anesthesia：Executive Summary. Reg Anesth Pain Med 41：181-194, 2016.
4）齊藤洋司，他：痛み治療のための超音波ガイド下神経ブロック実践テキスト．南江堂，2017
5）Hofmeister M, et al：Ultrasound-versus fluoroscopy-guided injections in the lower back for the management of pain：a systematic review. Eur Radiol 29：3401-3409, 2019

（中谷俊彦，齊藤洋司）

ⓑ 神経破壊技術を用いた神経ブロック

高周波熱凝固法（radiofrequency thermocoagulation；RF）とは，高周波エネルギーを用いて遮断したい各種神経を熱凝固することにより，神経の伝達機能を長期的に遮断する治療手段である．RF の対象となる神経は頚部痛，背部痛，腰痛の痛みの原因となっている脊髄神経後内側枝（頚部，胸部，腰部），仙腸関節外側枝，末梢障害に対する交感神経節（胸部，腰

表10　高周波熱凝固療法（RF）

	target	evidence
椎間関節・仙腸関節由来の慢性疼痛	脊髄神経後枝内側枝	1A（強く推奨する）
三叉神経痛	三叉神経節および三叉神経末梢枝	2C（弱く推奨する）
変形性膝関節症による慢性疼痛	膝関節神経	2B（弱く推奨する）

表11　パルス高周波法（PRF）

	target	evidence
帯状疱疹後神経痛	末梢神経	2B（弱く推奨する）
慢性肩関節痛	肩甲上神経	2B（弱く推奨する）
慢性膝関節痛	伏在神経	2C（弱く推奨する）
神経根症	神経根	2B（弱く推奨する）
腰部椎間関節由来の痛み	後枝内側枝	2C（弱く推奨する）
特発性三叉神経痛	記載なし	2C（弱く推奨する）

部），特発性三叉神経痛に対する三叉神経節などがある．

パルス高周波法（pulsed radiofrequency；PRF）とは，高周波電流を42℃以下で間欠的に通電することにより，電場を発生させ，神経に影響を与えることによって鎮痛を得る治療手段である．

両者とも，正確に目的とする神経だけに行い，必要な効果だけを得る治療であることが特徴である．

RF，PRFの慢性疼痛診療ガイドラインでのエビデンスレベルを示す（表10，11）．

参考文献

1）Sluijter ME：Radiofrequency. In Radiofrequency, part I. Fliovopress SA, Switzerland, pp49-72, 2001
2）Sluijter ME, et al：Pulsed radiofrequency. Pain Med 8：388-389, 2007
3）Gauci CA：The Physics of radiofrequency & Pulsed radiofrequency, In Manual of RF Techniques 2nd ed, Flivopress, The Netherlands, p12-37, 2008
4）Chua NH, et al：Pulsed radiofrequency treatment in interventional pain management：mechanisms and potential indications — a review. Acta Neurochir 153：763-771, 2011

5)「慢性疼痛診療システムの均てん化と痛みセンター診療データベースの活用による医療向上を目指す研究」研究班(監)，慢性疼痛診療ガイドライン作成ワーキンググループ（編）：慢性疼痛診療ガイドライン．pp87-91，真興交易医書出版部，2021

（福井　聖，河島愛莉奈，西脇侑子）

5 外科的治療

1）関節外科技術

関節リウマチ(rheumatoid arthritis；RA)や変形性関節症(osteoarthritis；OA)など関節疾患に対する手術には，関節鏡視下手術，骨切り術や関節形成術など関節温存手術，関節固定術，人工関節全置換術(total joint arthroplasty；TJA)などが含まれる．関節痛の原因が滑膜炎，膝半月板や股関節唇損傷，関節内遊離体，大腿骨寛骨臼インピンジメント(femoroacetabular impingement；FAI)などであれば関節鏡視下手術の適応となり，関節症による痛みであれば，その部位，病期，年齢などを総合的に評価して関節温存手術，関節固定術あるいはTJAを行う．

関節症による疼痛は侵害受容性疼痛であることが多く，手術療法により末梢からの侵害刺激が減少することで末梢性感作，中枢性感作，下行性疼痛抑制系の機能低下が改善することで疼痛は軽減することが多い．一方で，最近では患者立脚型アウトカムの視点から人工関節術後に遷延する痛みにどう対応するかも注目されている．特に関節痛などの慢性疼痛患者のなかには心理社会的因子による影響がある可能性があり，術前に抑うつ，破局的思考などについて評価することも重要である．

参考文献

1) 西田圭一郎：関節リウマチ(外科)．山口徹，北原光史，福井次矢(編)：今日の治療指針2012年版．医学書院，pp934-935，2012
2) 尾﨑敏文，西田圭一郎(編)：変形性関節症の診かたと治療，第2版．医学書院，2012
3) 久保俊一，西田圭一郎，小田良(編)：知っておくべき　整形外科医の関節リウマチ診療ABC．文光堂，2016

（西田圭一郎，鉄永智紀，尾﨑敏文）

第IV編　痛みの評価と治療

2）脊椎手術

脊椎疾患の手術は除痛と機能障害の改善を目的として行う．そのためには神経の圧迫を取り除くことや脊椎構成要素への非生理的刺激を取り除くことが必要となる．神経障害性疼痛の原因となる神経圧排には静的圧迫と動的圧迫の２つの要素がある．静的圧迫とはMRIやCTなど仰臥位かつ静止状態で撮像した画像で評価される神経の圧排状態であり，実際に疼痛を生じる荷重時の圧迫状態とは異なると考えられる．一方，動的圧迫とは脊柱動態（造影）検査などで評価される，立位荷重時や特定の脊柱の動きによって生じる神経圧迫の状態であり，荷重時には椎間板の膨隆や黄色靱帯のたわみ，椎体のすべりなどが生じるため，静的圧迫よりもより症状に直結した状態を表していると考えられる（図10）．

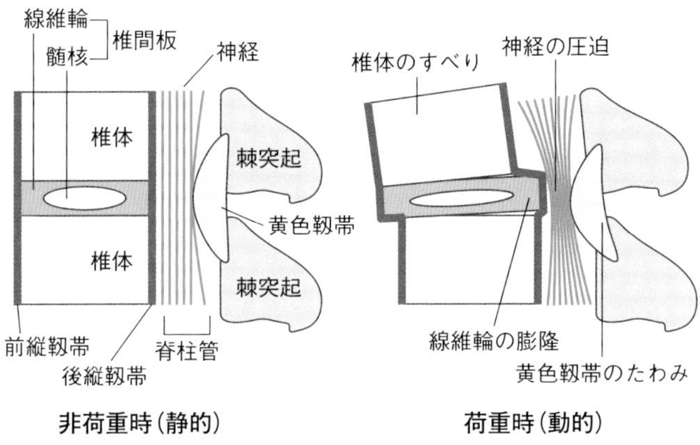

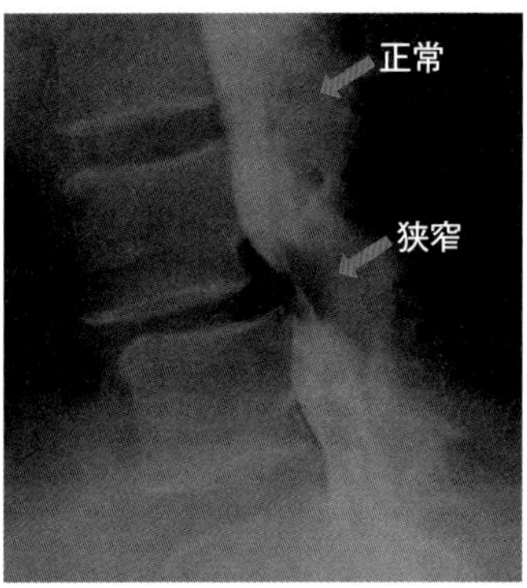

ミエログラム

図10　腰部脊柱管狭窄における動的圧迫

神経障害 ＝ 静的圧迫 × 動的圧迫 ＋ 炎症

図 11　脊椎疾患における神経障害の 3 要素

脊椎疾患における神経障害は静的圧迫と動的圧迫の積の関係，それに組織炎症を加えたモデルを考えると説明しやすい(図 11)．このモデルから，疼痛を含めた神経障害に対する治療は静的圧迫要素，動的圧迫要素のどちらか，もしくは両方の要素を限りなく小さくし，それらの積を小さくすること，それに加わる炎症を抑えればよいことがわかる．

参考文献

1) 日本整形外科学会，他(監修)：腰椎椎間板ヘルニア診療ガイドライン．南江堂，2011
2) 日本整形外科学会 / 日本脊椎脊髄病学会診断評価等基準委員会(編)：JOABPEQ/JOACMEQ マニュアル，南江堂，2012
3) Numasawa T, et al：Simple Foot Tapping Test as a Quantitative Objective Assessment of Cervical Myelopathy. Spine 37(2)：108-113, 2012
4) Takahashi S, et al：Differences in short-term clinical and radiological outcomes depending on timing of balloon kyphoplasty for painful osteoporotic vertebral fracture. J Orthop Sci 23(1)：51-56, 2018
5) 紺野愼一(編)：整形外科　日常診療のエッセンス　脊椎．メジカルビュー社，2019

(寺井秀富，中村博亮)

索引

主要な説明のあるページについては
太字で示した.

数字・ギリシャ文字

6 分間歩行テスト(6MWT)　69
α_2 刺激薬　33
β 遮断薬　54
μ オピオイド受容体拮抗薬　66

欧文

A・B

acute intoxication　65
Apley テスト　72
Aβ 線維　94
Aδ 線維　20, 30

brief pain inventory(BPI)　69

C

C 線維　20, 30, 94
Ca^{2+}チャネル $\alpha_2\delta$ リガンド　51
Ca 拮抗薬　54
central sensitization　30
chronic cancer pain　58
chronic cancer-related pain　58
chronic intoxication　65
chronic post-cancer treatment pain　58
cognitive behavioral therapy(CBT)　84
complex regional pain syndrome(CRPS)　49

D・E

dependence　65
DN-4　69

EuroQol 5-Dimension(EQ-5D)　70

F

face rating scale(FRS)　68
failed back syndrome　48
femoral nerve stretching test(FNST)　73
femoroacetabular impingement(FAI)　99
fibromyalgia(FM)　35
FITT の原則　87
Freiberg test　74
functional reach test(FR)　69

I

International Association for the Study of Pain (IASP)　2, 49
International Classification of Disease-10 (ICD-10)　8
International Classification of Disease-11 (ICD-11)　8, 48

K・L

K-S 軸分類　10

Lachman テスト　72

M

McGill Pain Questionnaire(MPQ)　68
McMurray テスト　72
multimodal analgesia(MMA)　81
multiple parenting　10

N

N テスト　72
N-methyl-D-aspartate(NMDA)受容体　80
—— 拮抗薬　33
Nav　30
neurogenic inflammation　21

neuromodulation 92
neuropathic pain 6
nociceptive neuron 20
nociceptive pain 6
nociceptor 20
nociplastic pain 6
non-steroidal anti-inflammatory drugs (NSAIDs) 33, 43, 51, 54, 55, 59, 76
numerical rating scale (NRS) 61, 68

O・P

osteoarthritis (OA) 72, 99

pain disability assessment scale (PDAS) 69
pain disability index (PDI) 69
PainDETECT 69
—— 日本語版 45
Patrick test 74
peripheral sensitization 30
pulsed radiofrequency (PRF) 98

R

radiofrequency thermocoagulation (RF) 97
range of motion (ROM) 72, 89
—— 運動 89
red flags 39
reflex sympathetic dystrophy (RSD) 50
rheumatoid arthritis (RA) 99

S

serotonin-noradrenaline reuptake inhibitor (SNRI) 81
SF-MPQ-2 69
short-form 36-item health survey (SF-36) 70
short-form MPQ (SF-MPQ) 68
spinal cord stimulation (SCS) 92
straight leg raising test (SLRT) 73

T

timed up & go test (TUG) 69
total joint arthroplasty (TJA) 99
tricyclic antidepressants (TCA) 81
TRP チャネル 23

V

verbal rating scale (VRS) 68
visual analogue scale (VAS) 61, 68

W・Y

WHO 方式がん疼痛治療法 58
—— での3段階ラダー 59
World Health Organization (WHO) 8, 48, 52

yellow flags 41

和文

あ

アセトアミノフェン 33, 59, 77
アデノシン 94
アミトリプチリン 79, 81
アロディニア 49, 80

い

異所性発火 79
痛み
——, 高齢者の 62
——, 子どもの 61
—— の多面的評価 68
—— の定義 2
痛み行動 83
一次求心性線維 20
一次性(原発性)線維筋痛症 35
一次性頭痛 52

え

疫学 14
エクササイズ 87

お

オキシコドン 59, 78
オノマトペ 69
オピオイド 59, 77
—— の種類 78
オピオイドクライシス 33
オピオイド受容体 94
オピオイド鎮痛薬 33, 51, 65
温熱療法 91

か

開胸手術 48

外傷性頚部症候群　49
外側側副靱帯　72
外反ストレステスト　72
カウザルギー　50
化学療法後疼痛，慢性　8
顎関節円板障害　56
顎関節症　56
顎関節痛障害　56
下肢伸展挙上テスト　73
肩こり　14, 37
活動電位　21, 31
滑膜炎　47, 99
ガバペンチノイド　33
過敏性腸症候群　8
カルシウムチャネル　79
カルバマゼピン　79, 81
簡易疼痛調査用紙　69
感覚神経　20
がん関連疼痛　57
干渉波療法　91
関節温存手術　99
関節可動域(ROM)　72, 89
関節可動域運動　89
関節可動域測定　72
関節鏡視下手術　99
関節形成術　99
関節外科技術　99
関節固定術　99
関節手術　48
関節痛　25
関節内遊離体　99
関節リウマチ　99
がん疼痛，慢性　8
寒冷療法　91

き

求心性副交感神経　20
急性疼痛　4, 30
急性腰痛　76
強迫観念　26
局所麻酔薬　33
筋骨格損傷　49
筋弛緩薬　55
緊張型頭痛　52, 55
—— の治療薬　55
筋痛　24
筋力増強訓練　87

く

くも膜下出血　52
群発頭痛　52

け

頚部脊髄症　62
頚部痛　37
——, 慢性　37
—— をきたす疾患　38
ケタミン　33, 51
血管機構　8
解熱薬　77
牽引療法　91
幻肢痛　48
原発性線維筋痛症　35

こ

抗うつ薬　33, 51, 54, 55, 79, 81
交感神経ブロック　51
口顔面筋肉痛，慢性　8
抗けいれん薬　79, 81
後十字靱帯　72
高周波熱凝固法　97
光線療法　91
抗てんかん薬　54, 81
興奮性神経伝達物質　79
後方引き出しテスト　72
高齢者の痛み　62
股関節唇損傷　99
国際疾病分類(ICD)　8
国際疾病分類第 11 回改訂版(ICD-11)　8, 48
国際頭痛分類　52
国際疼痛学会　2, 49
語句評価スケール　68
骨・関節痛　25
骨切り術　99
骨粗鬆症　62
骨嚢胞　47
コデイン　59, 78
子どもの痛み　61
コミュニケーションスキル　83

さ

サルコペニア　62

サルコペニア
—— のアジア診断基準 63
三環系抗うつ薬 80, 81
三叉神経 20
三叉神経・自律神経性頭痛 52

し

視覚的アナログスケール 68
子宮摘出術 48
持続性炎症 8
持続痛 49
疾患特異的評価指標(評価票) 71
疾病利得 71
自動運動 89
自動介助運動 89
ジヒドロコデイン 78
静脈内区域麻酔・局所静脈内ステロイド薬注入 51
侵害刺激 6
侵害受容器 20
侵害受容刺激 26
侵害受容性疼痛 6, 30
鍼灸 94
神経原性炎症 21
神経根性疼痛 42
神経障害性疼痛 6, 42, 79
——, 中枢性 43
——, 末梢性 43
—— の診断アルゴリズム 44
—— の薬物療法アルゴリズム 46
神経調節技術 92
神経破壊技術を用いた神経ブロック 97
神経ブロック 43, 51, 52, 59, **96**
——, 神経破壊技術を用いた 97
——, 超音波ガイド下 97
人工関節全置換術 99
身体的機能評価 72
心理学的要因 27
心理社会的因子 41, 99
心理療法 84

す

髄膜炎 52
数値評価スケール(NRS) 61, 68
頭痛 52
——, 亜急性の 52
——, 一次性 52
——, 急性発症の 52
——, 突然発症の 52
——, 二次性 52
——, 慢性の 52
ステロイド 51
ストレッチング 89

せ

脆弱性脊椎骨折 62
精神療法 83
制吐剤 54
生物-心理-社会モデル 27
世界保健機関 8, 48, 52
脊髄刺激療法 92
脊椎管狭窄症 48
脊椎手術 48, 100
切断後の慢性疼痛 8
切断術 48
セロトニン・ノルアドレナリン再取り込み阻害薬 80
線維筋痛 8
線維筋痛症 35
——, 一次性(原発性) 35
——, 二次性(続発性) 36
センサー蛋白 30
前十字靱帯 72
前方引き出しテスト 72

そ

続発性線維筋痛症 36
側弯症 48
鼠径・大腿ヘルニア切開術 48
咀嚼筋痛障害 56

た

大腿骨寛骨臼インピンジメント 99
大腿骨近位部骨折 62
大腿神経伸展テスト 73
大腿ヘルニア切開術 48
多角的鎮痛法 81
脱分極 21
他動運動 89
タペンタドール 78
断端痛 48

ち

中枢神経系損傷　49
中枢性感作　30
中枢性神経障害性疼痛　43
超音波ガイド下神経ブロック　97
鎮痛補助薬　59, 79
鎮痛薬　54, 55

つ

椎間板ヘルニア　48
痛覚過敏　49, 80
痛覚伝達系　6
痛覚伝導路　6
痛覚変調性疼痛　6

て

デュロキセチン　79, 81
電位依存性ナトリウムチャネル　31
電位作動性ナトリウムチャネル　21
電気療法　91

と

疼痛行動　26
疼痛生活障害評価尺度　69
トラマドール　59, 78
トリプタン　54

な

内側側副靱帯　72
内反ストレステスト　72
ナトリウムチャネル　21, 31, 79
ナロキソン塩酸塩　66

に

二次性(続発性)線維筋痛症　36
二次性頭痛　52
乳房手術　48
認知行動療法　52, 84

ね・の

熱傷　49

脳梗塞　52
脳卒中後疼痛　8

は

バイオフィードバック　86
破局的思考　99
拍動性の痛み　55
鍼　94
パルス高周波法　51, 98
バルプロ酸ナトリウム　79, 81
半月板損傷　72
反射性交感神経性ジストロフィー　50

ひ

膝半月板　99
非ステロイド性抗炎症薬　33, 43, 51, 54, 55, 59, 76
ビスホスホネート製剤　51
非特異的慢性腰痛　8
ヒドロモルフォン　59, 78
非拍動性の痛み　55
皮膚痛　24
表在痛　24
表情評価スケール　68

ふ

不安　26
フェイススケール　61, 63, 68
フェンタニル　59, 77, 78
複合性局所疼痛症候群　49
　—— の神経インターベンショナル治療　51
　—— のための判定指標　50
　—— の治療薬　51
物理療法　91
ブプレノルフィン　59, 78
不眠　27
プレゼンティーズム　71

へ

ペチジン　78
片脚立位時間　69
変形性顎関節症　56
変形性関節症　8, 47, 62, 99
変形性脊椎症　62
変形性膝関節症　72
片頭痛　52, 55
　—— の治療薬　54

ほ

骨の増殖性変化　47

ポリモーダル受容器　20

ま

マインドマップ　52
マクギル疼痛質問票　68
—— 簡易版　68
末梢感覚神経　20
末梢侵害刺激受容体　21
末梢神経損傷　49
末梢性感作　30
末梢性神経障害性疼痛　43
慢性一次性疼痛　8
慢性外傷後疼痛　48
—— の特徴　49
慢性化学療法後疼痛　8
慢性がん関連疼痛　8, 58
慢性がん疼痛　8
慢性頚部痛　37
—— への治療アプローチ　42
慢性口顔面筋肉痛　8
慢性術後および外傷後疼痛　8
慢性術後疼痛　48
—— の特徴　48
慢性神経障害性疼痛　8
慢性疼痛　4, 8, 14, 25, 27, **35**
——, 切断後の　8
——, 火傷後の　8
—— の分類　11
慢性疼痛罹患率　17
慢性二次性筋骨格痛　8
慢性二次性頭痛または口腔顔面痛　8
慢性二次性内臓痛　8
慢性腰痛　38
——, 非特異的　8
—— への治療アプローチ　42

み・む

水療法　91
無髄線維　20
むち打ち症　49

め・も

メサドン　59, 78
メタファー　69

モルヒネ　59, 77, 78

や

薬物依存　64
薬物中毒　64
薬物乱用　64
薬物療法　76
火傷後の慢性疼痛　8

ゆ

有酸素運動　87
有髄線維　20
有痛性ポリニューロパシー　8

よ

腰痛　14, 38
—— の鑑別疾患　73
—— の原因別分類　39
腰部脊柱管狭窄症　62
抑うつ　26, 99

り・れ

リハビリテーション　52, 63, **87**

レミフェンタニル　78

わ

ワクシニアウイルス接種家兎炎症皮膚抽出物質　51